“日本最大のタブー”に斬り込む！

「過剰医療」の構造

藤井 聡［編著］
Satoshi Fujii

ビジネス社

はじめに　～生命に関わる「タブー」を乗り越えるために～

世間は「タブー」と呼ばれるもので満ち満ちている。しかし普段の生活の中では、その「真実」は全く見えてこない。タブーであるが故に文字通り誰も口にせず、さながらタブーなど何一つないかのような錯覚の中に我々は置かれてしまっているからだ。

しかし、そんな「タブー」はいつも、私たちに恐るべき破壊をもたらしてきた。

戦前、「戦争反対論」はタブーであったが、それが巨大な戦争被害を導いた。かつて「公共事業肯定論」はタブーであったが、それが日本のインフラ投資の激しい停滞をもたらし、東日本大震災や令和六年に起こった能登半島地震をはじめとしたさまざまな自然災害による被害の圧倒的拡大を導いた。そして言うまでも無く、財務省批判やジャニー喜多川事件は、テレビにおける長年の恐るべきタブーであり、日本経済凋落と性虐待被害の数百人以上の規模への拡大をもたらした。

これらがタブーとなっていたのは、それを口にすることでその発言者に被害がもたらされる社会的構造、あるいは空気があったからだ。戦前の戦争反対論者は非国民扱いされた。公共事業肯定論は激しくバッシングされ、テレビ各局はそういう論者を意図的に排除していった。最近でこそ状況が変わったものの、財務省批判やジャニー喜多川事件はかつてはテレビで発言すれば、もう二度とテレビに出られなくなるという状況が何十年も続いた。

タブーの存在が日本に巨大被害をもたらす――この被害を防ぐことこそ、「言論」と呼ばれる活動の最大の存在意義だ。だからこそ筆者は「学者」として公益を毀損するタブーとは何かを大学の基礎研究等を通して明らかにした上で、「言論人」としてそれぞれのタブーに斬り込む各種言論活動を展開してきた。

しかしそんな筆者が、そして筆者の先達にあたる西部邁氏らをはじめとした言論人たちもまたずっと見過ごしてきた巨大なタブーが存在していたのだ。

「過剰医療」問題だ。

このタブーは、当の過剰医療が横行する医師業界の一部関係者たちによって、しばしば告発されてきたのだが、それがマスメディアで大規模に取り上げられることは殆ど無かった。それは、ジャニー喜多川問題が何十年も前から一部のジャニーズ出身者からしばしば告発されてきたが、大手メディアでそれが隠蔽され続けてきたのと全く同じ構図だ。

「過剰医療」問題が隠蔽され続けてきたのは、一〇〇兆円規模にも及ぶ病院や製薬メーカー、保険会社といった医療関連業界にとって、それが**「不都合な真実」**だったからだ。彼らは医療が過剰であればあるほど、利益を拡大できるのだ。しかも彼らは常に、戦後日本を覆う「生命至上主義」という空疎なイデオロギーで正当化され続けた。これがあれば、過剰医療の批判者たちを常に「生命を軽んじる人非人」扱いし、無力化ができるからだ。そして言うまでもなく、医療業界の専門家たる医師たちが、あらゆる批判を彼らの専門知識でもって悉く論破して「みせる」ことも（勿論それが正当か否かは全く別に）可能であった。それは緊縮主義が経済学者たちによって守護され続けてきた風景とうり二つだ。

こうして、過剰医療問題批判というタブーは、鉄壁とも言えるガードによって守られ続けてきた。しかしそんな「戦後最大」とも言い得るタブーの存在に、多くの国民が陰に陽に気づき始めたのが、かの「コロナ騒動」であった。

医療業界は我々に八割の自粛を求め、隔離を求め、ＰＣＲ検査やワクチン接種を求めた。多くの国民は医師たちの活躍に賞賛と深謝の意を表した。しかしその裏で医療業界が巨万の富を得ると共に私たちの社会や経済がボロボロになっていった。そしてあろうことか自殺やワクチンやフレイル（健康状態と要介護状態の中間状態となる健康劣化現象）を通してかえって我々の健康と生命が損なわれる事例がそこかしこで報告されるに至った。

これは何かおかしい――誰もがそう感じ始めた。

本書は、そうした国民の違和感に応えるべく、コロナ騒動の渦中で連日蓄積し続けた情報と、「過剰医療」批判を試みる心ある医師たちを中心とした方々の声を取りまとめたものだ。本書を読めば、一定以上の理性有る者ならば誰もが、「過剰医療」の存在を明確に理解できるはずだ。とりわけ、概して高い水準の知性を持っておられるであろう医師の皆さんなら、過剰医療が存在する「構造」を大局的視点から的確に、社会的、政治的、思想的に把握されるに違い無い。

本書は、筆者に情報、そして声を届けていただいた心ある医師の皆さんがあって初めてとりまとめることができたものだ。寄稿、ならびに座談会にご参加頂いた医師の木村盛世氏、森田洋之氏、大脇幸志郎氏、美馬達哉氏、冨永晃輝氏、武久洋三氏、ウイルス学・薬学・臨床社会学がそれぞれご専門の宮沢孝幸氏、井上芳保氏、松島哲久氏に加えて、表現者クライテリオン編集員で評論家の浜崎洋介氏に心からの深謝の意を表したい。

本書に掲載した寄稿と対談は、筆者が編集長を務める言論誌『表現者クライテリオン』の二〇二三年一一月号である、**『過剰医療の構造~病院文明のニヒリズム』**特集号に掲載されたものだ。筆者はこの特集を編集長としてとりまとめていた際、その意義があまりにも重大であることに改めて大いに驚愕した。そしてその特集を出版した際、この内容は、末永くより多くの国民に読んで頂かねばならぬ原稿と強く認識するに至った。

本書はそうした思いから、雑誌特集号を改めて編纂し、出版に至ったものである。書籍化にあたっては、この「過剰医療」構造の中で、京都大学から〝理不尽〟と言わざるを得ない退職を余儀なくされた宮沢孝幸氏と改めて対談した内容に加えて、過剰医療の構造について改めて包括的に論じた当方の書き下ろし原稿**『「過剰医療」が今、日本を亡ぼしつつある』**を掲載した。ついては上記特集号を読まれた方も、当該特集の各種寄稿・座談に改めて触れて頂くのみならず、そうした最新の原稿・対談を通して、過剰医療の闇をさらに深く、かつ総合的、包括的にご認識頂きたいと思う。

本書が広く読まれさえすれば、日本の「過剰医療」を巡るタブーは消えてなくなる筈だ。そうなれば、過剰医療は必ず、適正化され、それによる巨大破壊は確実に終わりを告げるに違い無い。

――ただし勿論、その道は絶望的に困難だ。

しかしだからといって道がない、というわけでは断じてなかろう。

一人でも多くの国民に本書に触れて頂ければ、その道を我々は着実に一歩ずつ進んでいくことができる。ついては是非とも、一人でも多くの国民の皆様に、本書をお読み頂きたいと、心から願っている。衰弱し凋落し続ける我が国が再生されるために、そして、仁術としての医学の関係各位の真の名誉を守るためにも。

藤井　聡

二〇二三年一二月二四日

「過剰医療」の構造

目次

対談――宮沢孝幸／藤井 聡

新型コロナウイルスを巡る真実と、それを潰す医学界とアカデミア

藤井 聡

『過剰医療』が今、日本を亡ぼしつつある

井上芳保

鬼化した秀才たちが「過剰医療」を進める
――HPVワクチン接種被害とそれへの一部フェミニストの加担を問う――

武久洋三

「過剰医療」の構造

――ベテラン医師がその諸相を描く――

座談会

生を蝕む「病院文明」に抗うために

森田洋之／大脇幸志郎／藤井　聡

財政破綻後の夕張市で見た「過剰医療」の現実

藤井　今回は「過剰医療」の構造について、お二人の医師にお越しいただいていろいろとお話を伺っていきたいと思います。

お一人目は医師でジャーナリストの森田洋之先生です。森田先生には、当方が編集長を務めています言論誌『表現者クライテリオン』で何度もご執筆、ご登壇いただいて、医師の立場を越えた「公正中立なジャーナリストの立場」で、医師の不適切な医療や不当利益、不正等に対する客観的告発も含めたさまざまな言論を展開されています。今日もどうぞ、よろしくお願いします。そしてもう一方が大脇幸志郎先生です。大脇先生は東京大学医学部をご卒業になってからフリーターを二年ほどやられており、それから医師になられたのですね。

大脇　フリーターの後にも長年いろいろとやっていたので、卒業から医師になるまで一〇年近くブランクがあります。

藤井　森田先生のXのアカウント名は「『医療』から暮らしを守る医師」、そして大脇先生のご著書のタイトルは『「健康」から生活をまもる』でして、医師がそんなことを言っているのは非常に面白いですね（笑）。

まずは森田先生から、過剰医療の構造に関する全体的な問題をお話しいただければと思います。

森田　過剰医療に関しては、僕自身は夕張の体験が非常に大きかったんです。一五年くらい前に夕張市が財政破綻したことで、市内に一つしかなかった総合病院が倒産してしまい、一七一床の病院が一九床にまで減らされました。ある意味、医療崩壊ですよね。僕はそこで医療を実際に提供していたわけですが、行く前の予想としては、医療難民があふれている阿鼻叫喚の状態なのではないかと覚悟していました。しかし、実際に行ってみたら医療難民は全然いないし、他の地域とほとんど変わらない状態でした。データを取ってみても、救急車が半分に減るなどの変化はありましたが、健康被害は全くなかった。そもそも、人口一万人の小さな町に一七一床の総合病院があるのは過剰医療ですよね。

藤井 その一七一床の病床占有率は高かったのでしょうか。

森田 満床近くにはなっていたようです。これには理由があって、夕張はものすごい豪雪地帯で、江戸時代はアイヌ人も住んでいなかったぐらい基本的には人が住めないところなんです。なので「越冬入院」というものがありました。つまり、高齢でなかなか買い物とかにも行けなくなるから入院するという「社会的入院」の典型みたいなものですね。

藤井 治療目的でなくて、宿泊施設のように使っていたということですか。

森田 よく言えば介護です。

藤井 越冬入院でも、患者が一割払ったら九割は国が負担するわけですよね。

森田 そうです。需要と供給の原理で、供給側の利益ばかり追求しても需要がないのではとイメージされると思います。でも、越冬入院に代表されるように、病気ではないのに病名を付けて入院させることができる。つまり、需要をいくらでも作れるわけです。

医療には急性期医療と慢性期医療があって、急性期医療で需要を作り出すことは基本的にできません。ですが、慢性期医療は違います。日本はもうほとんど慢性期医療になっているんです。

藤井 なるほど。圧倒的な事実上の権力を持っている医師がこうだと判断すれば入院しないといけなくなるわけですね。しかも、患者は一割負担だけで九割は全部国が払ってくれて、そして医者は儲かる。苦しむのは行政の財政だけ、というわけですね。

森田 そうです。当時の夕張の事例では、もともと過剰医療だったところが適正化されたのです。病床は大幅に減ったのですが、その代わりに、在宅医療のような地域医療が展開されるようになったのでちゃんと機能していました。この夕張の事例を経験することで僕は、過剰医療が日本には蔓延していて、しかもこの問題は市場原理では決して解決できないことを感じ取りました。市場の失敗が日本の医療で起きているということです。

藤井　しかも、介護施設がないからとにかく入院したいと思う高齢者もいるし、医者としてはいわゆる「お客さん」がたくさんいて病床が埋まって、患者は一部負担で国がたくさん払ってくれるから儲かると。何となくウィンウィンに見えるけれど、実はそれによって不要な医療が行われて無駄なお金が使われていると同時に、患者自身の健康も害されているということすらあり得るわけですよね。

森田　そういうことです。入院はいろいろな制限がかかりますし、コロナのせいでいまだに病院では患者の面会も外出も制限されています。ですので、入院すること自体がリスクになりがちなんです。

日本は人口当たりの病床数が世界一で、アメリカやイギリスの約五倍もあります。だから、決して夕張を笑えません。数字だけ見れば、日本全体で過剰医療が蔓延していると言っても過言ではないと思います。

藤井　ここに医者の拝金主義や病院の過剰な商業主義が入っていたり、その背後には日本人の生命至上主義の問題があったり、あるいは大脇先生が書いておられるようにミシェル・フーコーの言う「生権力」や「生政治」に関する現代思想的病理の問題もあったりするわけで、現代医療というのは現代の社会的病理のデパートみたいになっていますよね。

森田　そうですね。でも、誰も問題視していません。

医師以外の世界を知る重要性

藤井　森田先生はこの前お会いしたときに「僕はちょっと変わった人間なんだ」と話されていましたよね（笑）。医師なのに医師にとって都合の悪い過剰医療で巨額の利益を上げているという実態を散々に批判されているからだと。それで今回の座談会を企画するにあたっても、「森田先生のような〝面白い方〟をご紹介いただけないですか」とご相談したところ、大脇先生をご紹介いただいたという次第です。ついてはまずは森田先生から大脇先生をご紹介いただいてから、大脇先生にもぜひお話をお伺いしたいと思います。

森田　大脇先生は東大医学部を出られていますが、医師になるまで一〇年ぐらいフラフラしていて、ストレートに医師になっていないので一味も二味も違いますよ。噛めば噛むほど味が出る。だって、東大医学部に入って医者にならないなんて頭おかしいじゃないですか（笑）。医師国家試験を受けろよって思いますよね。

大脇　医師国家試験に一度落ちて、そこでやる気がなくなってフラフラしていたんです。

藤井　でも、そのフラフラしているときにいろいろな本を読まれて、幅広い角度から医療問題を考えるようになったわけですよね。「生権力」や「生政治」、フーコーを知っている医者なんてほとんどおられないんじゃないでしょうか。ぜひ、どこからでも結構ですのでお話しいただければと思います。

大脇　実はフラフラすることは大事だなと思っています。医者の世界はすごくクローズドで、身内の論理ばかりになってしまいがちだからです。ほかの世界を見ている人が医療社会に改革を起こすケースは結構あります。例えば「エビデンスに基づく医学」という言葉を考えたカナダのゴードン・ガイアットという人は、もともと心理学出身でした。あるとき思い立って医者になろうとしたのですが、そんな変なキャリアの人間を取ってくれる医学部がなかなかなく、運良く入れたマクマスター大学が革新的な気風のある学校だったので、そういった新しい概念を打ち出すことができたんです。

私はほかの世界を見てきていますが、そういう医者がもっと出てきてほしいと思っていますし、あるいは医師免許を持ってほかの仕事をしているような人に活躍してほしいと思っています。

医療を市場原理に任せることの弊害

大脇　過剰医療の話のとっかかりとして、簡単なデータをまとめてきました。図1は年間の社会保障費の内訳です。年金が六〇兆円、医療が四〇兆円、福祉その他で三〇兆円となっています。この内訳を切り替える小細工みたいなことはやろうと思えばできて、最近では介護保険の例があります。二〇〇〇年に介護保険ができたとき、国民医療費から介護保険の費用に移行した分は一見医療費が安くなったように見えました。一緒にしてみたら世界水準並みになります。

藤井　ということは、介護の費用も入れた本来的な医療費というのは四〇兆円以上になる、ということですね…？

大脇　介護は四〇兆円と別に一三兆円と書かれていますね。社会保障給付費の合計一三四兆円というのはものすごい金額ですが、「医療費」と呼んでいるのはその三分の一ぐらいなので、医療費を減らせば国が助かるのかというと限定的です。それよりも年金

図1　社会保障の給付と負担の現状（2023年度ベース）

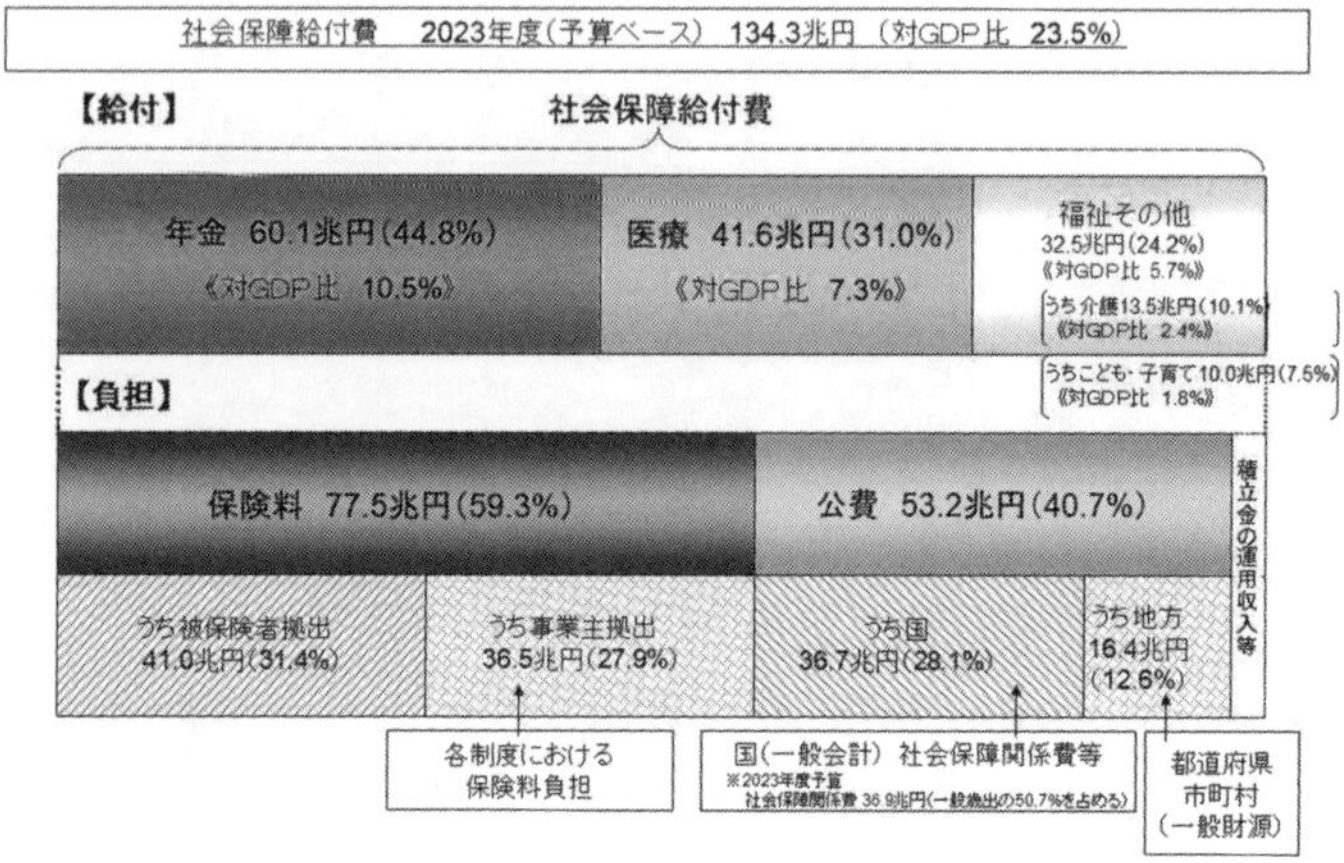

の重みの方が大きいんです。これが意味することは深刻で、医療費は医療の無駄を削れば減るかもしれませんが、年金はなかなか減らせません。

年金は高齢化が進むほど増えていくので、社会保障費を減らしたいと本当に思うのであれば高齢者の人数を減らすしかなくなります。これはまさにナチズムそのものです。社会に貢献しない人間は死ねということですから。そういうわけにはいかないので、どの国も似たようなことで苦しんでいるんです。社会保障費が多くて困るというのは、高齢化の問題とほぼイコールであり、世界共通の問題であるということは押さえておきたいと思います。

図2　社会保障給付費の推移

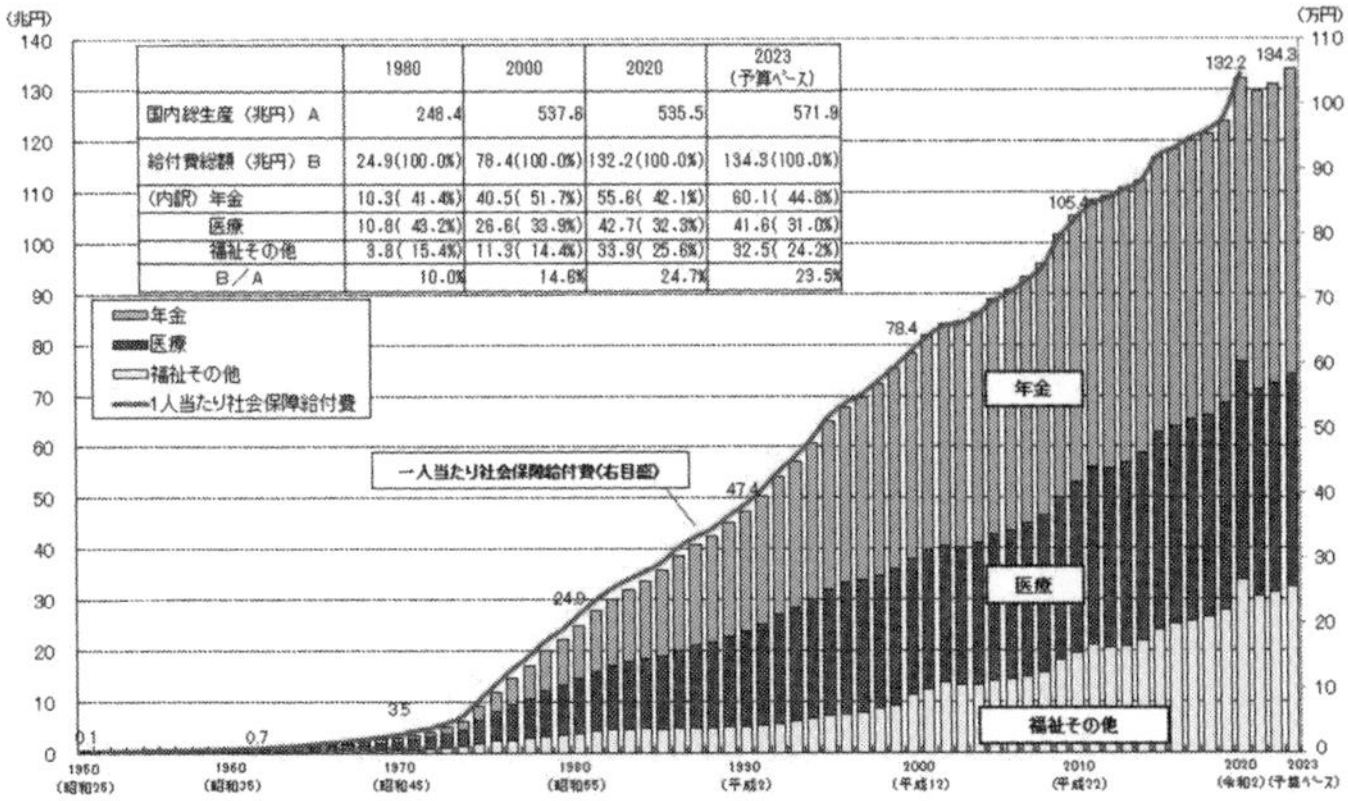

	1980	2000	2020	2023（予算ベース）
国内総生産（兆円）A	248.4	537.6	535.5	571.9
給付費総額（兆円）B	24.9(100.0%)	78.4(100.0%)	132.2(100.0%)	134.3(100.0%)
（内訳）年金	10.3(41.4%)	40.5(51.7%)	55.6(42.1%)	60.1(44.8%)
医療	10.8(43.2%)	26.6(33.9%)	42.7(32.3%)	41.6(31.0%)
福祉その他	3.8(15.4%)	11.3(14.4%)	33.9(25.6%)	32.5(24.2%)
B／A	10.0%	14.6%	24.7%	23.5%

資料：国立社会保障・人口問題研究所「令和2年度社会保障費用統計」、2021～2023年度（予算ベース）は厚生労働省推計、
2023年度の国内総生産は「令和5年度の経済見通しと経済財政運営の基本的態度（令和5年1月23日閣議決定）」
（注）図中の数値は、1950,1960,1970,1980,1990,2000,2010及び2020並びに2023年度（予算ベース）の社会保障給付費（兆円）である。

図3　社会保障給付の部門別の国際比較（対GDP比）

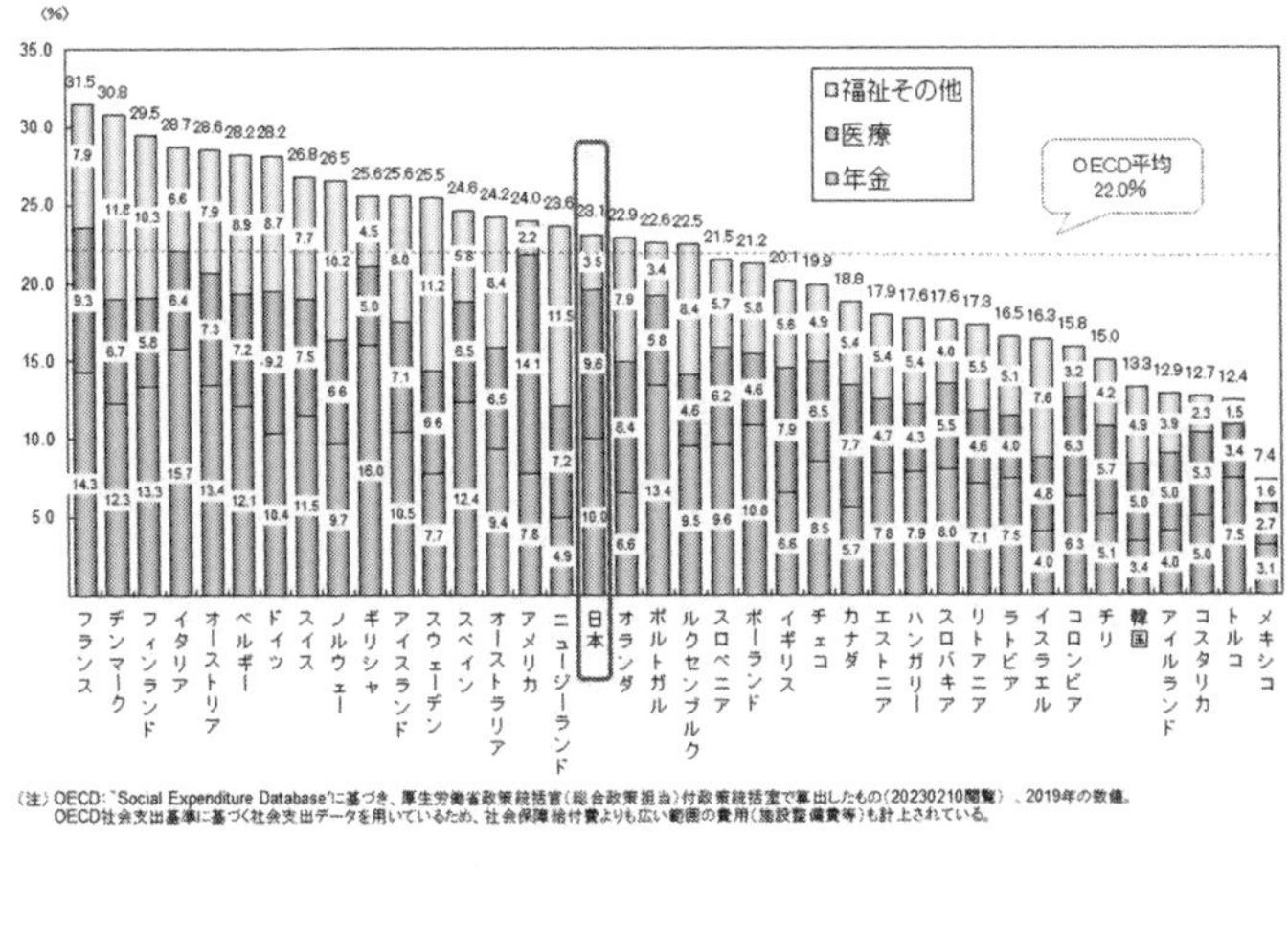

（注）OECD: "Social Expenditure Database"に基づき、厚生労働省政策統括官（総合政策担当）付政策統括室で算出したもの（20230210閲覧）、2019年の数値。
OECD社会支出基準に基づく社会支出データを用いているため、社会保障給付費よりも広い範囲の費用（施設整備費等）も計上されている。

図2は先ほどの図を縦にしたものです。最近二〇年ぐらいは医療費も確かに伸びていますが、それよりも激しい勢いで年金が伸びているように見えます。

図3が国ごとの比較です。枠で囲っているのが日本ですが、そんなに突出しているわけではありません。医療のセクションを見るとアメリカが一四・一で、他の国よりも突出して多い数字です。それに比べれば日本の九・六はまだマシに見えてきます。

アメリカと対極にあるのがイギリスです。イギリスの医療費の部分には七・九とあります。イギリスは医療にケチなことで有名なのですが、とはいえ七・九は使っているわけです。日本では、もっと市場原理を働かせていけば医療の無駄が減らせるんじゃないかという議論が一部にありますが、楽観的すぎると思います。市場原理の資本主義医療をやっているアメリカでは、医療費はむしろ多いわけです。一方、イギリスの医療は全額税金で賄われていて、窓口負担はゼロです。

藤井　この医療費には公費と社会保険料どちらも入っていて、民間資金は入っていないということですね。

大脇　そうです。ですので、アメリカは民間でカバーしている分を足すともっと多いのかもしれません。アメリカとイギリスそれぞれに問題はあって、結局どんな体制でも人は文句を言います。アメリカでは、自由主義でやっていたら無保険者がいて困るのでオバマケアを導入しましたし、あるいは医者の裁量が強すぎるために過剰医療をやる医者がいるという理由で、保険会社が「マネージドケア」というルールを作って医者の行動に縛りをかけました。これらは一種の全体主義的なルールと言えます。するとそれが過剰に機能して、結局マネージドケアに縛られてまともな医療ができなくなるという事態が一部で起こっています。マネージドケアの縛りすぎが嫌な人はもっと保険料の高い保険に入り、選択肢を広げます。

結局、金のある人は高い保険に入って質の高い医療を受け、金のない人は安い保険に入っているので、まともな医療を受けられないことになりました。これは困ったことですが、見方を変えると医療はいい商売になるんです。だからアメリカでは、病院や保険、製薬が主要産業として成長していて、それがこの一四・一という数字に表れている。つまり国民の健康を犠牲にして金を回しているとも言えます。市場原理に振り切るとこうなります。

イギリスでは、全体主義的な医療をやっているので医者が非常に厳しく縛られますし、待ち時間も長くなる。そこで、市場原理を入れればもう少しうまくいくと考えた人たちがいて、内部市場というルールを作り、病院が独立会計でお金を借りたりできるようにしました。すると、借金をして病院を作る動きは盛んになったのですが、結局病院を建てるコンサルタントや土建屋が儲かっただけで、むしろ管理費は上がりました。だから結局、全体主義的医療と市場原理の医療は両立しなくて、その中間をやろうとすると必ず失敗するんです。日本は中間をやって失敗しているケースだと思います。

森田　どちらもいい面もあれば悪い面もあるということですね。

大脇　そうです。アメリカは金がなければ医療を受けられないひどい国ですが、薬の値段を上げたことによってアメリカの製薬企業に世界中の金が集まってくるわけです。ただ、その方向を目指したいのかという問題はあります。

恐るべきことに、国ごとの医療費、社会保障費は結構違いますが、どの国でも平均寿命は似たようなもので、だいたい八〇代ぐらいです。そのことがまさに、高度な医療があろうとなかろうとそれほど寿命には影響しないことを意味しています。すなわち、今の医療がすでに過剰であることを全世界が証明しているのだと思います。

森田　アメリカが一四・一という突出した数字を出しているということは、市場に任せれば過剰医療が爆発的に増えて、製薬会社が暴走するということですね。

大脇 そういうことです。

藤井 過剰医療問題は、医者や病院の問題と、製薬会社の問題の二つが合わさっているということですね。

大脇 もう一つ、保険会社もあります。

藤井 なるほど、保険はその二つからは独立のマーケットですものね。病院、製薬、保険の三つの業界にビジネス主義、拝金主義が入ってきて、人間の命、健康をダシにした巨大マーケットが作られているのがアメリカの実情で、日本もそれにどんどん近づいている、ということですね。ホントおぞましい……。

病床数をめぐるバランスの悪い議論

大脇 先ほど高齢化の問題に触れましたが、今のところはまだマシだということが図4から読み取れます。社会科の教科書によく出てくる人口ピラミッドですが、高齢者の黒い部分が多くなっています。未来にどうなっていくか見ていくと、今五〇歳ぐらいの

図4　我が国の人口ピラミッド（2022年10月1日現在）

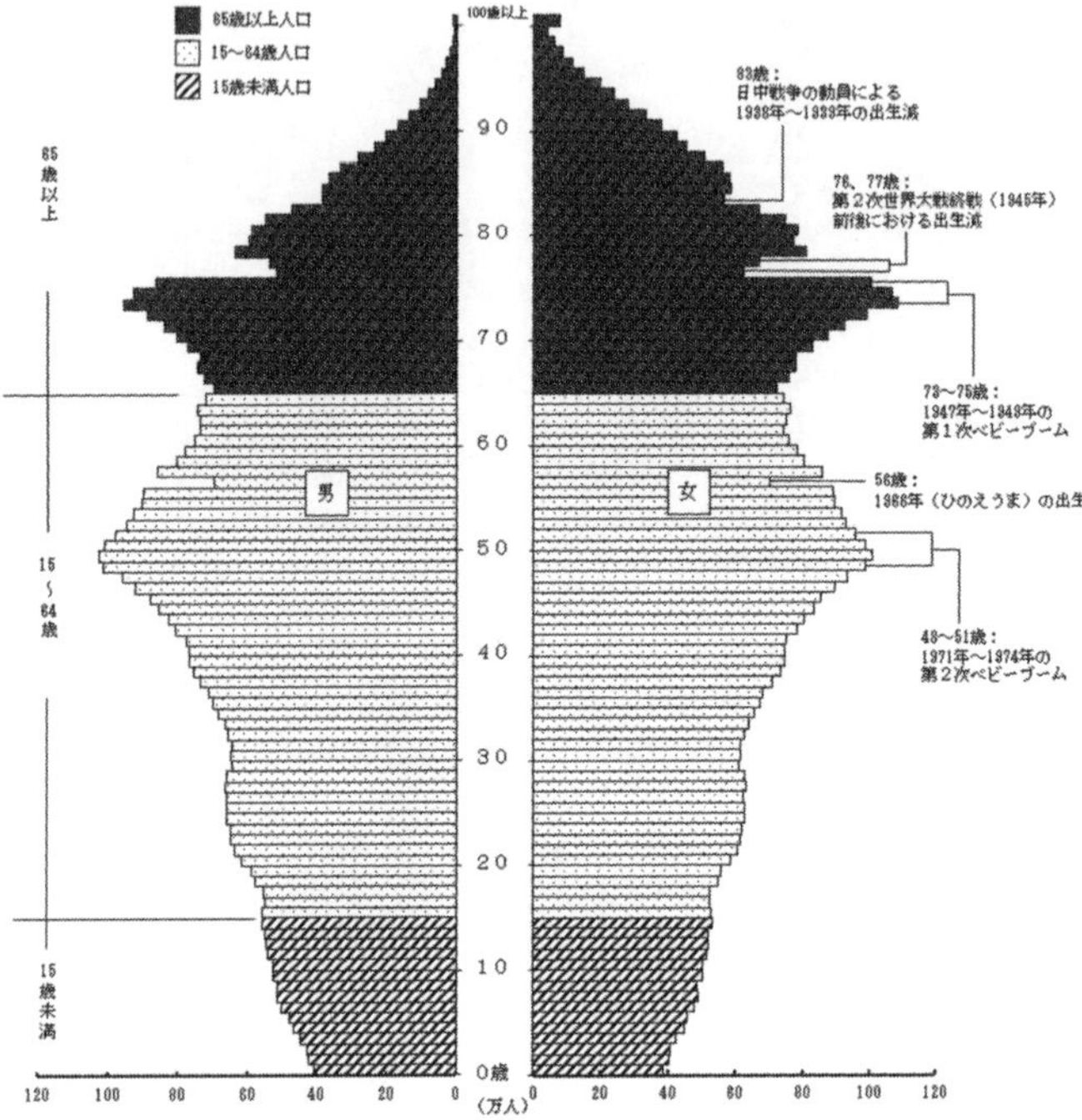

第二次ベビーブーム世代が持ち上がって高齢者になっていくわけです。つまり、支える側の主力が支えられる側に回ります。そしてその時代に、今の七五歳ぐらいの山が九〇歳前後になりますが、長寿の時代ですからまだ生きている方が多いはずです。つまり高齢者の山が二つあるのに、さらに細っている今〇歳から四〇歳くらいの人たちが支えないといけない時

表1　診療種類別国民医療費

診療種類	令和2年度（2020）		令和元年度（2019）		対前年度	
	国民医療費（億円）	構成割合（%）	国民医療費（億円）	構成割合（%）	増減額（億円）	増減率（%）
総数	429 665	100.0	443 895	100.0	△14 230	△ 3.2
医科診療医療費	307 813	71.6	319 583	72.0	△11 770	△ 3.7
入院医療費	163 353	38.0	168 992	38.1	△ 5 639	△ 3.3
病院	159 646	37.2	165 209	37.2	△ 5 563	△ 3.4
一般診療所	3 707	0.9	3 783	0.9	△ 76	△ 2.0
入院外医療費	144 460	33.6	150 591	33.9	△ 6 131	△ 4.1
病院	63 069	14.7	65 027	14.6	△ 1 958	△ 3.0
一般診療所	81 391	18.9	85 564	19.3	△ 4 173	△ 4.9
歯科診療医療費	30 022	7.0	30 150	6.8	△ 128	△ 0.4
薬局調剤医療費	76 480	17.8	78 411	17.7	△ 1 931	△ 2.5
入院時食事・生活医療費	7 494	1.7	7 901	1.8	△ 407	△ 5.2
訪問看護医療費	3 254	0.8	2 727	0.6	527	19.3
療養費等	4 602	1.1	5 124	1.2	△ 522	△ 10.2

代がこの先やってくるわけです。

それに比べれば、今はまだ大きい山でもう一つの大きい山を支えることができています。でも、これからはそうはいかないので、社会保障をどうするかは本当に火急の課題だと思います。高齢者の数を減らせというわけにはいかないので、削れる予算から削っていくという妥当な線を探らないといけないわけですが、この事実は前提として押さえるべきだと思います。

では医療費を削りたいとして、どこから考えるべきか。表1を見ると、全体の医療費の中で入院に使っているのが四割ぐらいです。入院医療費のうち、病院が三七・二％で一般診療所が〇・九％です。次に外来で、病院の外来が一四・七％と書いてありますが、だいたい二割だと思ってください。診療所もだいたい二割くらい。薬局調剤医療費が一七・八％とありますが、これは薬代です。だから医療費の内訳を大まかに捉えると、入院四割、病院の外来二割、町医者二割、薬二割です。なので、町医者よりも病院の方が三倍ぐらい責任が重いということになると思います。二〇一六年頃にオプジーボというがん治療薬の値段が高いと話題になりましたが、薬代は実は全体の二割でしかないのであって、病院をどうするかをその三倍ぐらい考えないといけないはずです。ですが実態は、むしろコロナのために病床を確保・拡大しろという話になっている。それはバランスの悪い議論だと思います。

森田　コロナ前は皆「病床を減らせ」と言っていたのに、全くなかったことになりましたよね。

大脇　なくなりましたね。それぞれのセクターに無駄が多い部分がいろいろとあります。病床に関してよく言われるのが精神科の長期閉じ込め入院ですね。人権侵害だとして国際的に日本が非難されるほどです。

森田　精神科の病床数は世界で断トツのトップですよね。オーストラリアの若い男性が日本の精神病院で身体拘束されて亡くなった事件もありましたし。

過剰医療を幸福の問題として考える

藤井　医療費を横軸にとって、縦軸に「社会的厚生」、つまり、社会の幸福の総体（いわゆるソーシャルウェルフェア）をとったグラフを考えるとすると、医療費がゼロでは社会的厚生が非常に低い状況ですが、医療費を増やしていくほど社会的厚生水準は右肩上がりで上がっていくことになる。ですがあるところを超えると逆に人々は不幸になっていき、医療費を増やせば増やすほど社会的厚生は減少していく局面に入る。つまり、両者の間には放物線のようなグラフ関係があることが理論的には考えられるわけです。で、そのグラフの「右肩下がり」の右側の領域こそ、「過剰医療」というものが生じている状況なわけです。その典型例が、先ほど森田先生にご紹介いただいた夕張の事例です。入院することで、それが「原因」で健康が蝕まれていく。精神科だと投薬が増えて、薬漬けになっていって、副作用が爆発的に拡大し、不幸になる。

　ですので、過剰医療問題を財政の問題として考えるのではなくて、「人々の幸福の問題」として考えるべきだと思うんです。ＧＤＰに対する医療費のグラフを見ると、非常に低い韓国やメキシコから非常に高いフランスやデンマークまでいろいろな国があるにもかかわらず、寿命があまり変わっていない、というお話がありましたが、それはつまり、医療費の増加に対して、その治療費効果が「飽和」してしまっていること、つまり過剰医療の状況が存在することを示しているわけです。

これは由々しき問題です。要するに、医師そのものが意図しているか否かは別として、医療業界そのものが、有り体に申し上げて「詐欺」を働いていると言えるわけです。「この治療を受けることはあなたのためですよ」と言いながら、良くなるどころか悪くなってしまう。それで医師がお金を儲け、薬剤メーカーが儲かり、キャピタリストたちが儲かっている。完全なる「お為ごかし」です。人の命を活用した極めて悪質な詐欺が全世界的に、特に日本で行われているということです。さらにすごいのが、その過剰医療の被害者の一人に財務省も入っているとさえ言えるという点。多くの道義的犯罪で「加害者」の立場にあるあの財務省ですら「被害者」になってしまうほどに、この過剰医療問題は深刻なのだと思います。もちろん、一番の被害者は患者ですが。

大脇　ご指摘の通りだと思います。財務省が被害者だというのは面白い視点ですし、正しいと思います。

コロナ禍の二〇二〇年に、イタリアの哲学者のジョルジョ・アガンベンとフランスの哲学者のジャン＝リュック・ナンシーが論争をしました。アガンベンは、「コロナに乗じて各国の権力が人民を締め付けるためにこの騒ぎを利用しようとしている。煽って権力を強くしようとしている」という意味のことを言いました。アガンベンはフーコーから強い影響を受けているので、病気をテコに権力が威張り出すという意識が強くあったのだと思いますが、これは正しいと思います。

藤井　僕も正しいと思います。

大脇　対してナンシーは「君の言うことは分かるが、それを各国政府のせいにするのは筋違いである」という論旨で答えました。その中で政府というのは「哀れな執行者に過ぎない」という印象的なフレーズを使っています。つまり、世の中のシステム全体がそういうふうになっているのだということです。

藤井　そういう意味で、「財務省は極悪非道だ」というストーリーがある一方で、その財務省ですら、過剰医療問題に関しては実は単なる「哀れな執行者」に過ぎないということをご理解いただくと、より深みのある財務省批判ができるのではないかとも言えるように思います。

予防医療は効果があるのか?

森田　僕は「医療から暮らしを守る」というワードを使っていますが、コロナ禍での各国の対応を見ると分かるように、やはり医療は人々の生活や暮らしに対して支配的になってしまうんです。人々の生活を制限して治療をすることは、急性期医療であれば成り立ちます。「この悪い部分を手術で取るから、とりあえず一週間は寝ておきましょう。術後は安静にして食事もこれだけにしましょう」というのが成り立つわけです。

昔は急性期医療しかなくて、病気とか怪我で何か困ったときに行くものだったのですが、五〇年ぐらい前から「困る前からちゃんとしましょう」という、おせっかいになりがちな医療が慢性期医療や予防医療という形で出てきました。特に高齢者に多い認知症とか高血圧、糖尿病とか、今はいろいろな慢性疾患があります。これらは決してピシャリと直せません。そういう慢性疾患に対して「とりあえず薬を飲めばいいじゃん」という感じで、効いているのか効いていないのか分からないけれど、エビデンス的には多少効くみたいだから飲みましょうということになってきました。

藤井　統計的に有意差があったらそれでＯＫになるのはおかしいですよね。本来なら有意差だけでなく、健康を大幅に増進する見込みが高い限りにおいてのみ、副作用のリスクを乗り越えて投与するという話になるはずです。どんな小さい効果だって、サンプル数さえ増やせば統計的有意になるわけですから。しかも、逆の効果が出たらそのデータを握りつぶすなんてことも一般的に横行してるわけですし。実際、今、仮説検証型の心理学実験ではそういう「バイアス」が強烈に存在することを示す実験データが最高権威の学術誌「Science」に掲載され、大問題になっています。

森田　表に出ないから僕らは知らないけれど、やっている噂は聞きますよね。

藤井　サイエンスの体裁だけとって本当の意味でのサイエンスになっていないということが、今の医療業界においてあるのではないかと思います。

大脇　おっしゃる通りです。そういう費用対効果の悪いものをなくしていこうという考え自体は昔からあります。それが比較的よく定着しているのがイギリスです。ＮＩＣＥ（国立医療技術評価機構）という機関があり、費用対効果を評価して効果が低いものは窓口無料でカバーしないと区切っています。日本でもそうした制度は始まっているのですが、いくつかの薬に適用されているだけです。本当は全面展開しないといけないのですが、何十年先になるか分からない状況です。

悪意なき医師も過剰医療を行う構造的問題

藤井　この問題について医者に話すと多かれ少なかれ、やはり憮然とするんですよね。「俺たちはそんな悪いことをしているのではなくて、粛々と患者のためにやっているんだ。確かにトータルのことは考えていないかもしれないが、目の前にいる患者の健康のことを思っていないなんてことはあり得ない」という怒りを見せる。その言葉に嘘はないのだと思います。でも、この問題は「エルサレムのアイヒマン問題」（アウシュビッツでユダヤ人の虐殺〝行政〟を、ドイツの国内法に基づいて粛々と行ったナチスの高級官僚アイヒマンを裁く問題）と同じで、システムそのものが資本主義化していれば、真面目に仕事すればするほど過剰医療化していくことだってあるわけです。悪事というのは必ずしも悪意に基づくわけではないのですから。

大脇先生がご指摘になっている「生権力」や「生政治」という問題は、システムそのものが権力者あるいは資本主義者側によって作られていて、そこで働く人が真面目に働けば働くほど、一人一人が家畜のように飼い慣らされていってしまって、権力者側が進める「悪事」に無意識的、構造的、かつ効率的に加担・協力させられてしまうという問題です。権力者によるこういう「嫌らしい」支配形態は、「死」をちらつかせた脅しを通して弱者を支配してきた前近代においては見られなかったものの、近代になって以降急速に欧米各国を中心として広がったものです。日本では「やり甲斐搾取」なんていう言葉に対応する支配形態ですね。我々は決してすべての医師が不道徳で悪い奴だと言いたいのではなくて、医療システムに不道徳な問題が宿っていることを指摘しているわけです。とはいえ、明確に金儲けのことを考えている悪い医師もいると思いますが。

森田　間違いなくいます。経営陣はそのタイプが多いですね。

藤井　我々の研究で医師に対して「意思決定のときに何を一番大事にしますか」というアンケートをとったことがあります。選択肢は「患者の幸福」はもちろんですが、それ以外に「病院の利益の最大化」「入院患者を確保し満床を目指す」「訴訟クレームの回避」を用意したのですが、驚くべきことに「病院の利益の最大化」を一番大事にしている医者が一六%、「満床を目指す」「訴訟クレームの回避」を一番大事にしている医者が合計で約一五%おられたんです。つまり、患者の幸福よりも病院の利益を一番大事にしている医者が三割以上もいたわけです。ちなみにこういうアンケートには「セルフサービングバイアス」というのがあって、回答者が「ええカッコしぃ」で「患者の健康」に丸を付けようとする強力な心的バイアスがかかるはずなんです。それなのに三割以上が病院の都合を患者の幸福よりも優先しているという結果になったということは、実際には下手したら六割か七割くらいいるということですよ。

森田 やっぱりお金に振り回されちゃうんですよね。経営が赤字になることもあるでしょうし。そうなると満床を目指せとか、検査をどんどん回せといったことになるのでしょうね。

大脇 構造的な問題を解決しようとしないまま、場当たり的に診療報酬とか薬価を下げることばっかりやっているから、そのしわ寄せが弱いところにいってしまうんです。強い人は政治に関与できるから、自分のところだけは利益を残すようにできるわけです。例えば、古い薬の値段はどんどん下げられています。製薬会社が儲けているので皆困っているという物語があって、嘘ではないのですが、それを理由にあらゆる薬の値段を下げていった結果、本当に大事な薬が安くなりすぎてどこも作れなくなっています。

藤井 なるほど。安すぎると、資本主義マーケットにいる薬剤メーカーは利益が出ないから作らなくなりますよね。

大脇 そうです。利益が出ないからほとんど慈善事業みたいに作ってくれている薬を使って我々は医療をやっていて、その結果、ここ数年ぐらいずっと薬不足の問題が続いています。だから、そういう薬を確保できるように値段をキープしないといけないんです。そうではない、後から出てくる「この薬すごいよ」と言っている割に大して変わらないような薬の値段をどんどん下げるべきです。

森田 新薬なんて九割以上はそうですよね。綺麗な宣伝をしているけれど、効果は大して変わらないです。

「エビデンスベース」を逆手にとる製薬会社

大脇 臨床試験にはいろいろとトリックがあって、例えば本当は寿命を延ばしたいとしますよね。でも、何年長く生きるかまで臨床試験で測るには時間とコストがかかるので、がんが小さくなった割合で効果を測ることにしましたとか、そういう検査値の差でもって、「これぐらいの差があるなら将来的にこれぐらいの利益に結びつくはずだ」といった想像で埋めていくわけです。そうすると、一見すごく良さそうに見えるけれど、特許が切れた頃に長期のデータを開けてみると、ほとんど変わってなかったということもあります。

藤井　そういうものを何とか回避しようとして、エビデンスベースドな医療というものをちゃんと現場に入れようという動きを、医療界の外部の人間である「心理学者」が進めたということですね。

大脇　そうなのですが、薬屋は数字いじりが上手なので、いろいろなトリックを使って「これこそエビデンスに基づいた素晴らしい薬だ」と見せかける技術をものすごく発達させているんです。だから、今や「エビデンスに基づく」という掛け声は逆効果になってしまっていて、言えば言うほど微妙な新薬が勢いづいてしまいます。

森田　本来はいい薬だけを残して悪い薬は淘汰するのがエビデンスの目的でした。だから当初、製薬会社は「薬の効果がないことがバレて大変なことになる」とエビデンスに基づいた医療を煙たがっていたんです。でもそのうち、逆にエビデンスを利用して、データをうまく見せる技術にすごく長けてきたので、製薬会社がエビデンスを利用して薬をどんどん売りつけるようになってきたんです。

藤井 過剰医療がビジネスベースで誘発され、加速している問題がありますが、同時に、先にも指摘したそれを支える「生政治」というフーコーが指摘した問題もあります。昔の政治権力者は「殺すぞ！」という脅しを通して言うことを聞かせていたけれど、最近は生かしながらある種の洗脳を施し、健康や生命などをダシにした政治や権力が生まれてきているということですね。要するに近代において、権力者たちは人間を家畜に仕立て上げることを通して美味しいビジネスなり権力の維持拡大をやろうとする傾向があるわけです。

しかも、日本には生命至上主義という得体の知れない甘ったるいイデオロギーがあって、それが「生政治」「生権力」の勢いをさらに加速させている。そこに医師たちや医療業界の「金儲け主義」が結託することを通して、日本ではどの国よりもより激しく生政治・生権力による過剰医療が暴走している、という構造があると言えます。

国民の意識が変わること、「大人になる」ことの重要性

藤井　最後に、これを改善するにはどうしたらいいのかお伺いできればと思います。まずは森田先生いかがですか。

森田　政治や医療業界を変えていくこと、あるいはメディアを使うことなどいろいろな方法を考えたのですが、まずは『表現者クライテリオン』を読んでもらったりすることで、国民の意識が変わることが一番の近道で、そこにしか希望がないのかなと思います。「ウェルフェア」という視点を持つと、国民の意識はもっと変わりやすいと思います。お金も大事ですが、やはり自分の幸せはより身近じゃないですか。

最近Xで、「コロナ感染後に体が弱っていく高齢者が多いために死者数が増えているんじゃないか」と言っている人がいました。確かにそれはあるかもしれませんが、少なくとも僕が在宅医療や施設で診ている高齢者でそんな人は一人もいませんん。皆在宅と施設で治療が完結していて、一人も死んでいない。コロナは後遺症があって、治るけれど体が弱っていくんだと言いますが、それは入院で外出禁止とか面会禁止とか

になってフレイル（加齢によって心身が衰弱した状態）になっているだけなのではないかと思います。結局、「コロナは入院しないと！」という過剰なコロナ対応で高齢者の命が削られてしまっているのです。在宅でも施設でも薬の投与や点滴、酸素投与など病院とほぼ同じことができます。生活を制限される入院治療よりも、環境を変えずに自宅や施設で親しい人たちに囲まれながらの日常生活を継続する方が圧倒的に大事なんです。

藤井 僕の非常に近しい高齢者の方がちょっと転んで入院したのですが、コロナ禍だから誰にも会えなくてずっと隔離されてしまい、完全にフレイルになり、認知症もずいぶん進行してしまいました。何とかいまだ生きてはいますが、彼女は完全にコロナ自粛に殺されかけたわけです。

森田 「病院があれば安心」「入院した方が幸せになれる」というイメージがありますが、入院するといろいろな弊害もあるということですよね。トータルのウェルフェアで言えば、医療にかかることにはリスクもあるということを国民がちゃんと認識することが大事だと思いますね。

藤井 お医者さんは非常に怖いですね。僕は病院で診察を受けるときに、めちゃくちゃ頭使って考えて、医者の言うことに怪しいところが無いかを常に慎重に吟味して、「怪しい」ところや論理の「矛盾」があれば、徹底的に問いただします。そうすると彼らも前言を撤回したり、意見を修正したりすることがよくあるのです。彼らの言うことを常に拒否する必要はありませんが、だからといって鵜呑みにしては絶対にいけません。医師だったら皆特別に優秀な人たちだってわけでも何でもなくて、彼らの中に優秀な人もいれば全くそうでない人もいるわけで、いい加減なことも間違えることもしょっちゅうあるのは当然なんです。我々患者が医師を過剰に信頼しては絶対にいけないんです。そもそもそうした日本人の医師に対する過剰信頼こそが、医師の悪事たる過剰医療を誘発してるわけですから。何と言っても、自分自身の健康と生命がかかってるんですから、真剣さで言うなら医者よりもこっちの方が真剣なわけです。大脇先生はいかがでしょうか。

大脇　国民が変わらなきゃいけないというのは本当にそうで、どう変わるかというと大人になるということです。

図5は国連のウェブサイトからとってきた、皆さんご存知のＳＤＧｓの画像です。図6は同じ内容ですが、外務省のサイトから持ってきたものです。同じように見えま

図5　SDGsの画像（国連）

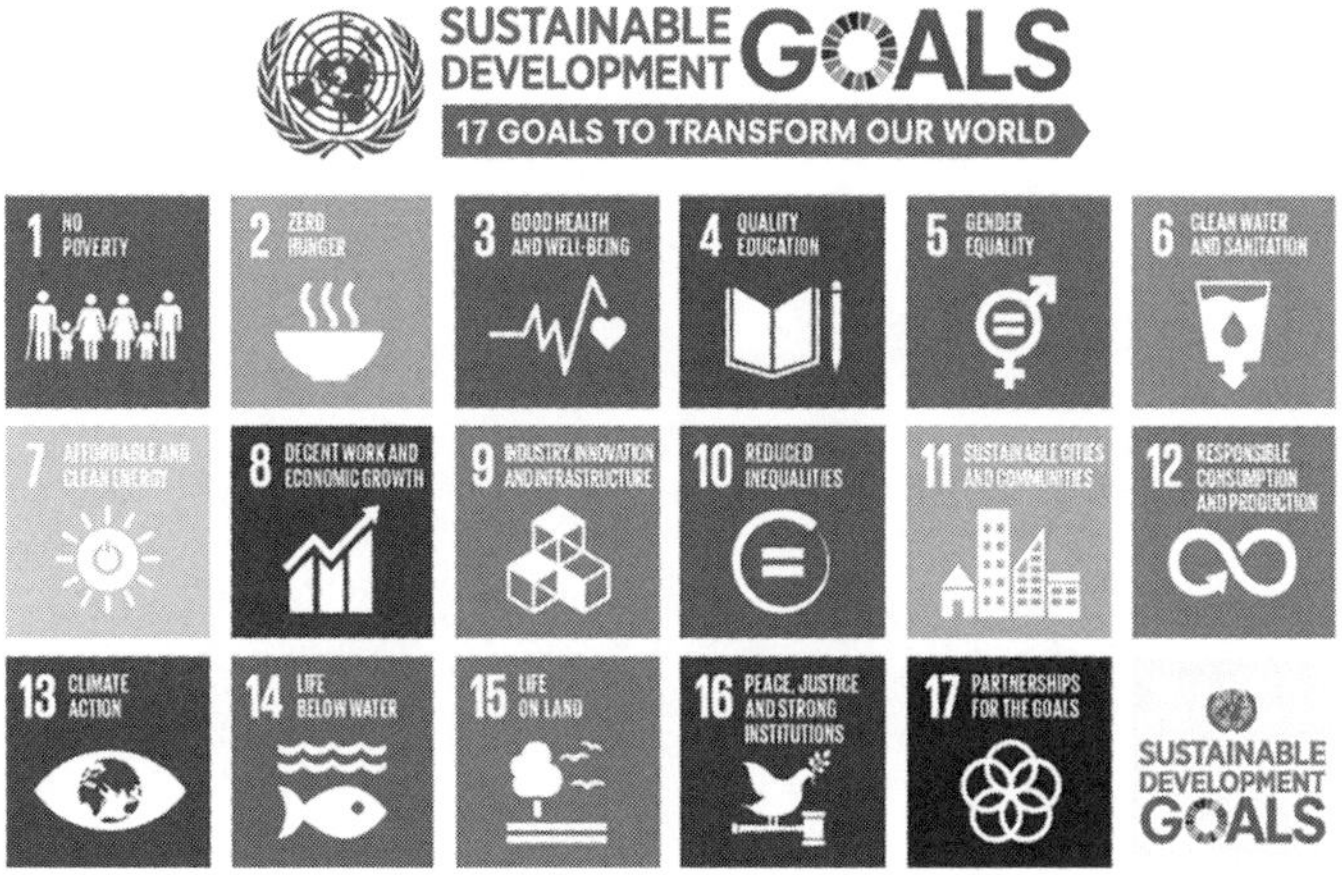
SUSTAINABLE DEVELOPMENT GOALS
17 GOALS TO TRANSFORM OUR WORLD
1 NO POVERTY
2 ZERO HUNGER
3 GOOD HEALTH AND WELL-BEING
4 QUALITY EDUCATION
5 GENDER EQUALITY
6 CLEAN WATER AND SANITATION
7 AFFORDABLE AND CLEAN ENERGY
8 DECENT WORK AND ECONOMIC GROWTH
9 INDUSTRY, INNOVATION AND INFRASTRUCTURE
10 REDUCED INEQUALITIES
11 SUSTAINABLE CITIES AND COMMUNITIES
12 RESPONSIBLE CONSUMPTION AND PRODUCTION
13 CLIMATE ACTION
14 LIFE BELOW WATER
15 LIFE ON LAND
16 PEACE, JUSTICE AND STRONG INSTITUTIONS
17 PARTNERSHIPS FOR THE GOALS
SUSTAINABLE DEVELOPMENT GOALS

図6　SDGsの画像（外務省）

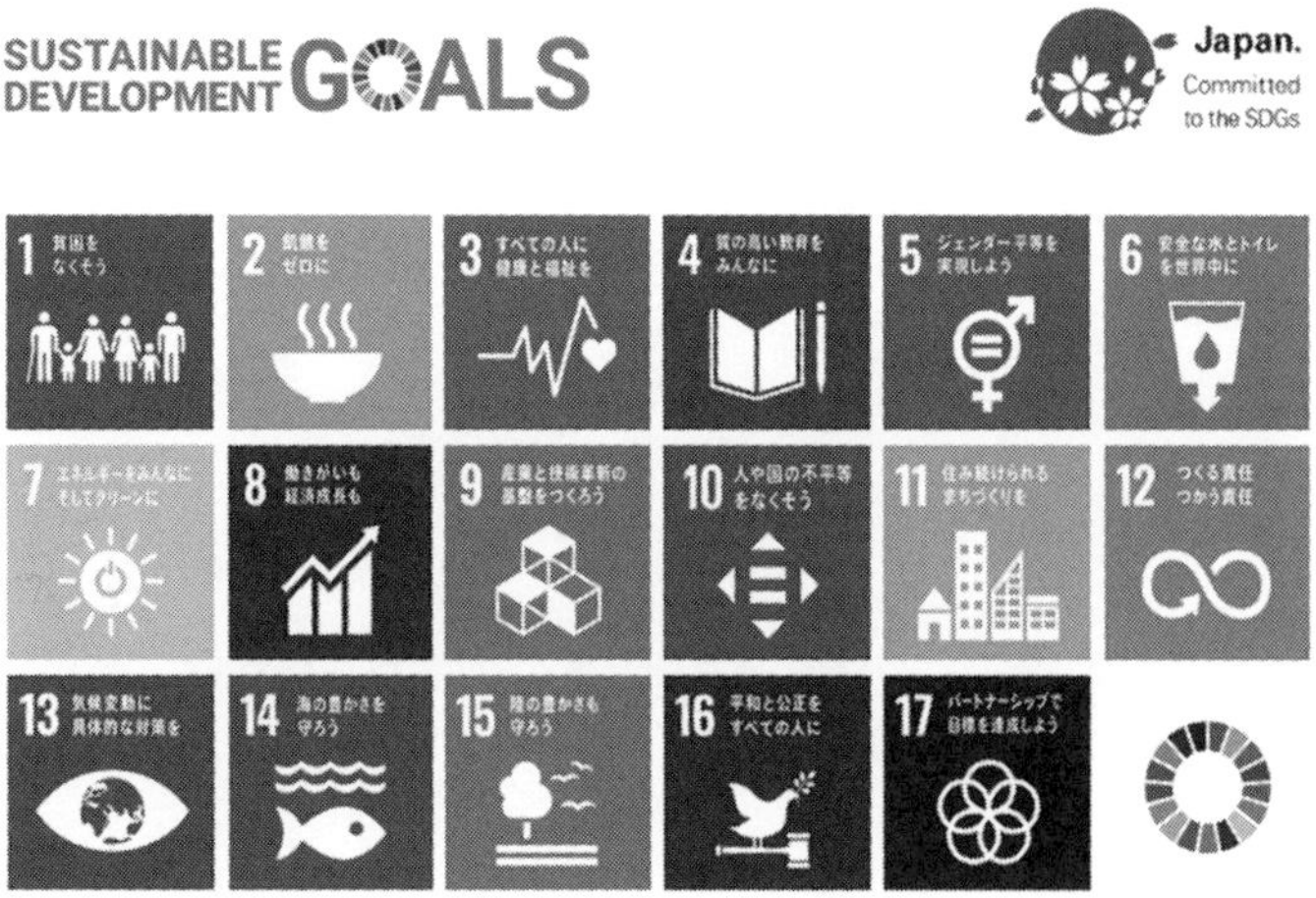
SUSTAINABLE DEVELOPMENT GOALS
Japan.
Committed to the SDGs
1 貧困をなくそう
2 飢餓をゼロに
3 すべての人に健康と福祉を
4 質の高い教育をみんなに
5 ジェンダー平等を実現しよう
6 安全な水とトイレを世界中に
7 エネルギーをみんなにそしてクリーンに
8 働きがいも経済成長も
9 産業と技術革新の基盤をつくろう
10 人や国の不平等をなくそう
11 住み続けられるまちづくりを
12 つくる責任つかう責任
13 気候変動に具体的な対策を
14 海の豊かさを守ろう
15 陸の豊かさも守ろう
16 平和と公正をすべての人に
17 パートナーシップで目標を達成しよう

すが、ちょっと違うんです。国連の方は一番上の枠の中に、"17 goals to transform our world" と書いてありますが、日本の方は代わりに "Committed to the SDGs" となっています。要するに、世界的には「俺たちが世界を変えるんだ」という自立心があるのですが、日本は「ＳＤＧｓっていうのがあるらしいから守ります」という人任せの態度なんです。これでは駄目ですよ。自分たちが何をしたいかよく分からなくなっているから、健康を維持することぐらいしかお金の使い道を思いつかないんです。そんな心でいるから産業も育たないんですよ。そうではなくて、どんな世界を作りたいかイメージして、それに向けて自分の力を発揮していくことを考えないといけません。

森田　まずは自分で考える、自立するところからですね。そうなると対米追従というところまで問題になってきますよね。

藤井　本当にそうですね。普通は何かのために生きていて、その生きる目的のために病院に行くわけですが、今や文明自体が病院になっていて、「とにかく健康やったらええか」という、健康それ自体が生きる目的になってしまいつつある。本当に何かしたいのであれば、多少不健康を甘受することだってできますよね。煙草やお酒が好きな人だっているだろうし、多少肥満でも楽しい人だっているでしょう。でも、健康神話みたいなものがあって、それが病院文明を作っている。そしてその病院文明とはニヒリズム（虚無主義）のことであり、生きる価値も目的もなく、生の躍動も喜びもない、ただ消費する時間だけが存在している、という虚無的な空間です。そういうのを忌み嫌うことができる、当たり前の「大人」にならないといけないですね。

森田　ＷＨＯは健康について、「身体的」健康だけでなく「精神的」な健康や「社会的」な健康、つまり人との交わりとかも含めた総合的な健康と定義しています。コロナで病院文明はさらに巨大になったわけですが、それではコロナに感染しないという「身体的な健康」しか見えません。感染対策をすることによって精神的なダメージがあり、人と接触しないことで社会的な健康を確実に損なうわけですから、トータルな面での健康、そして自分の幸福が病院文明に侵食されてしまうのです。コロナ対策なんて病院文明の最たるものですよ。ああいうものに侵食されていることを日本人は自覚しないといけません。

藤井　まさにミヒャエル・エンデの『はてしない物語』（あるいは、その映画『ネバーエンディング・ストーリー』）のように、我々の豊饒な世界が真っ黒な「虚無」にどんどん侵食されているわけですが、その「虚無」の主要な一角がお医者さんたちだったわけです（笑）。少々戯画的に誇張して申し上げるとすると、真っ黒なドクターたちが我々の豊饒な暮らしを、人生を、喜びを蝕んでいる構図があるということを、少なくともこの座談会を読んでいただいている皆様はご理解いただけたのではないかと思います。

森田 しかも医者たちは善意でやっていますから、一番たちが悪いですよね。

藤井 そうですよ！　財務省の役人と一緒で、善意で敷き詰められた道を突き進めば、その先には地獄がある、という話になっているわけです。

まずは森田先生がおっしゃるように事実を知っていくことが第一歩であり、大脇先生がおっしゃったように我々一人一人が「大人」になることが必須なわけです。それができなければ、病院文明に侵食されたまま日本国家は豊饒性を全く失って、キャピタリスト（資本家）たちが六本木ヒルズで二〇〇万円のワインを毎晩飲む奢侈にまみれた生活だけが残る、っていうことになってしまいますよね……。しかも彼らはその有り余る金で自民党の派閥や議員たちのパーティ券を買いあさり、自分たちの利益を拡大する方向、つまり、過剰医療の過剰性をさらに加速する方向に与党議員達を誘導しようとして、党の自民党の派閥や議員たちはパーティ券欲しさにますます過剰医療を加速させる政治を展開していく……。まさに地獄ですね。

ぜひ、また両先生からはいろいろと教えていただきたいと思います。本日はどうもありがとうございました。

対談

新型コロナウイルスを巡る真実と、それを潰す医学界とアカデミア

宮沢孝幸／藤井 聡

遺伝子に人工的に変異を入れるとウイルスは変化する

藤井　私は、新型コロナウイルスのパンデミックをきっかけにして、医療業界のある種の欺瞞、おぞましさ、闇が有ることを、誠に恥ずかしながら生まれて初めて理解しました。医療業界はそんなことになっているのかと、驚くことばかりでした。私の友人にも医者がたくさんいます。彼らからいろんな話を聞き、より深く医療問題を考えるようになり、結果、そうした理解が実感を伴う確信に変わっていきました。

宮沢先生からも一〇〇分の一作戦（身体が取り込むウイルスの量を一〇〇分の一に減らせば、感染はほぼ防ぐことができる）をはじめ、コロナ対策について多くのことを教えていただきました。テレビによく出てくる一部医師たちの話はいい加減で、疑問だらけの全く納得できない代物であることが多いのですが、宮沢先生のお話はそんな疑り深い私でもいずれも納得できる、理性的、合理的なお話ばかりでした。

けれども、一〇〇分の一作戦のような主張は大衆社会の中では全く無視されてしまい、そんな疑問だらけで出鱈目だけれども「コロナは怖いものに違いない！」という大衆心理に棹さすことを繰り返す医師たちの声ばかりがメディアで繰り返される事態がもうずっとずっと継続されました。その結果、コロナを怖がる大衆心理がどんどん純化、深化していき、世間の風潮はとにかく自粛しておけばよく、病院に入院しているおじいちゃんやおばあちゃんには絶対会ってはいけない、家にはずっといることが正しい、ということになっていきました。

また、緊急事態だからと、政府がコロナワクチンを大量に購入し、国民みんなに接種していくという大問題が生じました。このワクチン接種はいまだ終わっていません。

宮沢　新型コロナは呼吸器型のウイルスなので、そのワクチンのコンセプトは間違っているというのが、当初からの私の考えです。

藤井　最初、ワクチン待望論が世論にはずっとあり、ワクチンが供給され始めると我先にと皆がワクチンを打ち出したのですが、ワクチンの副反応やそのリスクが明らかになるに連れて、そして、そのワクチンの有効性が実証データで否定されるようになって以来、決して少なくはない国民が、ワクチンに対して疑問を抱くようになっていきました。そして、このワクチン接種もまた、自粛や時短を含めた政府系の専門家たちが主張する政府の「おかしな」コロナ対策の一つに過ぎないんだという認識が、少しずつ広まってきているように思います。事実、少なくとも私の友人たちの中では、「政府のコロナ対策は、やりすぎに決まっているだろ！」と思っていない人間など、一人もない程です。

日本のコロナ騒動では、どうやら日本人の死生観が生命至上主義に流れているということがあるし、そのために、過剰医療問題も起こっているという構図があることはもはや、間違いのない真実、だと言えますよね。

宮沢　まさに新型コロナは日本のいろんな社会問題を引き起こしましたね。

さて、まずウイルスについて言うと、歴史的には電子顕微鏡の発達で一九三八年にウイルス粒子が観察できるようになり、その後、動物のウイルスも次々と見つかりました。それによって病気の原因が探求されるだけでなく、新しい生命科学が生まれてきた。大腸菌とファージ（菌に感染するウイルス）による遺伝学も急激に勃興しました。これが分子遺伝学です。

ウイルスの場合、自らタンパクをつくれないので、自分で勝手に増えることはできません。あくまでも人間や動物・植物の細胞、あるいは大腸菌など各種細菌の細胞、アメーバなどの原生生物に頼る必要があるのです。

藤井 とすれば、ウイルスの研究の際にも、そうした生きた細胞が欠かせないのですね。

宮沢 そうです。ウイルスの研究は最初、培養細胞などもなかったので、本当に大変でした。例えば動物の脳に脳炎が生じたら、その脳炎に罹った部位を取って擦り潰し、濾過したものを改めて動物に接種する。こうした実験でウイルスが増えるかどうかを観察していたのです。その後、細胞培養ができるようになり、動物の個体を使わなくてもウイルスを増やすことが可能となりました。

さらに一九八〇年代に、ウイルス研究に革命が起こりました。感染性分子クローン

（感染性のある均一な遺伝情報をもつウイルス核酸）を細胞のなかに導入すると、ウイルスがどんどん出てくることが分かったのです。こうしてできたウイルスを実験に使えるようになりました。

さらに、遺伝子を人工的に改変して、どのようにウイルスの性質が変わるのかも調べられるようになりました。これはリバースジェネティックス（逆遺伝学）と呼ばれています。例えばエイズウイルスのゲノム情報は約九〇〇〇個のＲＮＡなので、その一個一個に変異を入れていくと、ウイルスの性質がどう変化するかが実験によって分かるのです。このリバースジェネティックスで研究が自由自在にできるようになって、研究が一気に進みました。

コロナウイルスの人工合成も簡単に短期間でできる

宮沢　今やリバースジェネティックスはウイルス研究の主流になっていて、それが日常的に行われています。これによって、ウイルスのタンパク質の機能の解析の他にさまざまな機能をもたせる「機能獲得実験」もできるようになりました。

例えば、あるウイルスを強毒化させることも理論的には可能です。ウイルスを強毒化させるなんて、倫理的には良くないことです。それでも学術的な研究として行うことができる。だから機能獲得実験に際しては、何らかの悪意も込められるんじゃないか、との疑いも生まれてきます。けれども、「そんな悪い行いをする奴はいない」と考えた上で、これまでウイルス研究者は機能獲得実験を続けてきたのです。

藤井 その意味では研究者は性善説の立場にいたわけですね。

宮沢 研究者はそのように考える傾向があります。

さて、ウイルス研究の話に戻しますと、リバースジェネティックスの場合、最初はDNAを切断する制限酵素で六塩基（DNAの連続した六つの配列）の特定の場所を切断し、遺伝子操作をやっていました。だから、DNAの配列をよく見ると、制限酵素を使ってどの部分を組換えたかも見えるのです。このような状況が一九九〇年代あたりまで続きました。

ところが、ギブソンアッセンブリーという技術的な革新が起こって、DNAを意のままにつなげられるようになったんです。このために使うキットとして、NEW ENGLAND BIOLABS（NEB）という会社がつくる「NEBビルダー」が一般的になりました。
かつてDNAを切ったりつなげたりするのに非常に苦労しました。今はそれがNEBビルダーを使って簡単にでき、しかもシームレスにつなげられるようになった。そのため、どの部分を遺伝子操作したのかはもちろん、遺伝子操作をしたこと自体も、簡単には分からないのです。だから、ウイルスに変異を導入して人工的に新種のウイルスをつくったとしても、つくった本人が黙っている限り、他人には中々バレません。

藤井　では、他人にバレないように遺伝子操作で毒性の強いウイルスをつくろうと思えばつくれるのですね。

宮沢　つくれます。研究者は性善説に基づいて仕事をしていたとしても、周囲の人々はこれまで、ウイルスを使ったテロを非常に警戒してきました。一番警戒されていたウイルスは天然痘やサル痘でした。もっとも、それら以外のありとあらゆるウイルスを使っても、バイオテロを行える新しいウイルスがつくれます。率直に言うと、とんでもない殺人ウイルスをつくることも可能なんです。

藤井　しかし殺人ウイルスをつくるには、大掛かりな設備や多額の資金が必要でしょう。

宮沢　ところが、試薬の酵素のキットが三万円程度で買えるので、大学の学部学生や大学院の修士学生のレベルでも、新しいウイルスが簡単に短期間でつくれてしまうのです。

やり方は、あるウイルスのＤＮＡの断片をいくつかに分けて合成し、試薬を加えると一つにつながります。それを細胞に入れるだけで新しいウイルスが出てくる。

これは今やそれほど目新しい技術ではありません。大阪大学では、例えばコロナウイルスの人工合成についても、「二週間でできるようになった」とプレスリリースしています。

だから、弾道ミサイルの実験をよくやっている日本のご近所の国でも、バイオテロ用のウイルスがつくれるわけです。

藤井　とすれば、新型コロナウイルスだって、誰かが人工的につくった可能性もあるということですね。

宮沢　先ほども言ったように、私たちウイルス研究者は、「非常に危険な技術だけれど、まあ、悪いことをやる奴はいないだろう」という前提で仕事をしていました。だからこそ武漢型の新型コロナウイルスが出たときには、みんな非常に警戒したのです。

この新型コロナウイルスにはエイズウイルス（ヒト免疫不全ウイルス）がもっている遺伝子の部分配列（フリン切断部位）が入っていたし、ほかにもいろいろと怪しい配列が存在し、「人工的につくられたウイルスなのではないか」と疑う人が多くいました。

しかしウイルス研究者が大騒ぎしたら、自由なウイルス研究ができなくなってしまいます。私たちが日常的に行っている研究が、殺人ウイルスをつくるために使われてしまったとなると、研究に対して大きな制限がつくからです。

だからウイルス研究者は、「新型コロナウイルスは怪しいけれども、一〇〇％の確証がないのに、人工合成だと騒ぐのはいかがなものか」と一生懸命、火消しに走りました。私も最初は「人工合成の可能性はあるものの、そんなことで騒ぐ奴はけしからん」と言っていた部類でした。

遺伝学的証拠を示すことができる新型コロナの人工合成

藤井　新型コロナウイルスはこれまで順にアルファ株、ベータ株、ガンマ株、デルタ株、オミクロン株が出現しましたね。

宮沢　皆さんはアルファ、ベータ、ガンマ、デルタ、オミクロンという順番に連続して変異してきたと思っているかもしれません。でも、実際はすべて独立してできたウイルス変異株なんです。アルファ、ベータ、ガンマ、デルタ、オミクロンは、それぞれ、武漢型ウイルスから生まれました。しかも、いずれも変異の仕方がきわめて人為的だということで、多くの研究者も「やはり怪しいのではないか」と言っていました。

藤井　そうなんですか⁉　てっきりアルファからベータが出て、ベータからガンマ、ガンマからデルタ、デルタからオミクロンが出たって勝手にイメージしていたんですが、そうじゃないんですか⁉

宮沢　私も驚きました。変異ウイルスは突然、降って湧いたように出て来たのです。コロナ禍でアルファ、ベータ、ガンマ、デルタ、オミクロンはしっかりとモニタリングされているから、変異にお互いの関連性があればすぐに分かります。しかし現実には関連性がなくて、ベータ、ガンマ、デルタ、オミクロンが、突然ポーンと出てきたんです。

藤井　それって滅茶苦茶不自然ですよね？　だとすれば、それらは人工合成されたものだという可能性があるっていうことですね？

宮沢 あります。ただし、私もアルファ、ベータ、ガンマ、デルタまでは人工合成だという確信は持てなかったのです。しかし私が確信したのは、オミクロンが出たときでした。他の研究者の中にはアルファ、ベータ、ガンマ、デルタ、それぞれが出現した段階で確信した人もいるかもしれません。

変異したウイルスに関して言うと、普通なら、アミノ酸を変えないシノニマス変異（同義置換）とアミノ酸の変異を伴うノンシノニマス変異（非同義置換）がほぼ同数あります。しかしオミクロンのスパイクタンパクにはシノニマス変異が一個か二個しか入っていません。つまり、変異を狙ったかのように、RNAの変異が入っているのです。

さらに、オミクロンの一部は変異して武漢型に戻っているのですが、この変異がシステマチックに戻っているのが非常におかしい。通常、変異はランダムに入るのであって、システマチックに入ることはありません。

さらにオミクロンでは、武漢型から一部配列が欠損した部分が再びその欠損を補うような形で戻ったという奇妙な変異もみつかっています。つまり、一度抜けた配列が元通りに戻っていたわけで、通常、そんなことはあり得ないのです。

藤井　誰かが意図的にやったということですか⁉

宮沢　そう考えるしかないのではないでしょうか。

私はオミクロンを調べて研究し、オミクロンは明らかに誰かの実験によるものだということを論文で公表しました。しかし「自然にできることもあるのではないか」と言われて、理解が得られませんでした。これはとんでもない意見で、オミクロンが自然にできることなんて、絶対にないですよ！　喩えるなら、砂漠に風が吹いて、ピラミッドができたというくらい変な出来事です。

藤井　熱力学で言うマックスウェルの悪魔の問題と同じですね。この場合、熱力学第二法則で禁じられたエントロピーの減少は、人間が手を加えないと絶対に起こらない。熱力学的にはもう答えは出ているっていう話ですよね。

宮沢　私が先に述べたことが決定的証拠です。自分で新型コロナウイルスの人工合成の遺伝学的証拠を示すことができたと思っています。

武漢型の新型コロナウイルスについては、「自然界では偶然そんなウイルスが生じることもあるだろう」という逃げ道がありました。ところが、出現後の変異のパターンは明らかに人為的であり、誰かが実験によってつくり出したものだ、ということが明らかになったのです。

藤井　ウイルスの問題に関して、ここまでまとまって話をお聞きしたのは、私も今回が初めてです。宮沢先生のご見解には、誰もが非常に説得力がある、と感じるんじゃないでしょうか。

新型コロナが天然で生まれる理由を誰も説明できない

宮沢　しかも、実はオミクロン株の多くの変異はすでに報告されているものでした。報告は二〇〇二年から二〇〇三年にかけて発生したSARS（重症急性呼吸器症候群）ウイルスについての論文で行われています。

オミクロンの場合、誰かがそれらの変異を全部入れてみて、どの変異が感染にとって大事なのかを調べるために、変異を一個ずつ戻したのではないでしょうか。要するに、市中に変異した新しいウイルスをばら撒いて、どれが一番広がるのかを調べる実験です。

藤井　そういう意味でも、これは人間の手が入ったと考えないのはきわめて不自然だということですね。

宮沢　ほかに考えようがないのです。

藤井　それなら、宮沢先生の論文は誰も否定できないでしょう。

宮沢　ところが残念ながら、そうはならないのです。私は自分の論文に対して、根本的に全面否定する説明を受けました。「エイズ患者の中でも新型コロナウイルスのような変異は起こり得る。だから、新型コロナウイルスの変異もアフリカの奥地で起こったんじゃないか」と。それに対して私は、「えぇっー？　そんなバカな」と反応するしかなかった。

藤井　おかしな否定の説明ですね。それは否定するためだけに無理矢理ひねり出した屁理屈の類いにしか聞こえませんね。到底科学者の言説とは思えない。おもそもアルファ、ベータ、ガンマ、デルタ、オミクロンはいずれも世界中で発生しています。アフリカから出てきたわけじゃないですよね？

宮沢　そもそも南アフリカでは、新型コロナウイルスが大流行していたわけではなかったし、多くの人々はワクチンも打っていなかった。流行っていないエリアでこのような大きな変異が起こることは考えにくい。
重ねて言いますが、新型コロナウイルスのオミクロン株にはシステマチックに変異が入っているんです。また、ランダムに変異が入った結果として、新しい株になったのではありません。ランダムな形跡が全然ないのだから、狙って入れたのはもう明らかでしょう。

藤井 私は現在、ウイルスの変異を検証する能力を持っていないので、宮沢先生がおっしゃっていることを否定する力も肯定する力もないのですが、おっしゃる論理の道筋に違和感を感じない以上、やはり非常に説得力があると感じざるを得ません。したがって、専門家なら、少なくとも議論の対象になることは確実であって、議論の対象にしないのならば相当に強い論拠が必要だと思います。だから、仮にオフィシャルな「学会」の中では、オミクロン株が人為的につくられたという宮沢先生のご主張を否定する空気が支配的であったとしても、ウイルス学者の個人的な友人には、「宮沢さんが考えている通り」と言う人は、たくさんいるんじゃないですか。

宮沢 その通りで、データを見せると、「なるほど。よく分かるよ」と言ってくれる人が多いのです。一方で、「でも、そんなひどいことをやる人が本当にいるの」と、反応する人もいます。

藤井 否定的な反応をする人は、事実の問題と意図の問題とがごちゃ混ぜになっていますね。本来、事実の問題と意図の問題とは明確に分けないといけません。

意図の種類がどういうものかはさておき、事実に関するテーゼ（命題）がどれだけの蓋然性を持つのかは、科学者としてきわめて重要な問題ですよね。

宮沢 まさにそうです。誰が新型コロナウイルスをつくったかは知りません。その一方で、どう見ても人為的だから、「新型コロナウイルスが天然で生まれるとしたら、どんな説明ができるか」ということに、誰一人答えられないんです。

にもかかわらず、ある人は私に「宮沢君の論文なんて〝〇・一秒〟で論評に値しないことが分かる」と言ってきました。すごく偉い人です。私としては「では、そのことを文章に書いてください。でないと、私は何をもって反論されているのか分かりません」と言ったのです。結局、その人は「同じ土俵に乗らない」と言って終わってしまいました。同様に、私の考え方を否定する人は全員、どのような理由に基づいて否定するのか、合理的に説明してくれないのです。

藤井 そういう合理的説明をしないままに否定するというのは、科学者としての態度とは思えないものですね。科学と政策は全く別のものなんだから、科学者は科学者の仕事を全うしさえすればいい。

「ウイルスの変異が自然に起こる確率は何%か」も、簡単に示せるはずですよ。物理学でも、「猿がワープロを打って、シェイクスピアのような戯曲ができる確率はどれくらいか」という議論があって、それは無理だろう、だから、我々の知性というものがあると考えざるを得ないというような議論を展開します。また、先ほどのマックスウェルの悪魔の問題は熱統計力学ですが、特定の現象が生ずる確率を考え、それが考えられない程に低いということを示し、それをもってして「これは熱統計力学の観点からはあり得ない。それにも拘わらず現象として観測されたということは、かくかくしかじかという結論を受け入れざるを得ない」と議論を展開する。至ってシンプルな話で、それで結論がでて、その話はそれで科学的に終わりになるわけです。

人工合成ウイルスのバイオテロを真剣に議論する時期

宮沢　もし人間が介在しないでウイルスに意図的な変異が起こるとすれば、ウイルスに意思があるということになります。そんなわけがないでしょう！

また、ウイルスの変異を起こしたのは「宇宙人だ」とか「神様だ」、というようなことも言われました。

藤井　その「誰か」ということは最初に議論すべきではないですよ。蓋然性があるのかどうかが問題で、その点からだけでも、「猿がワープロを打ってシェイクスピアのような戯曲を書ける」確率など現実的に存在し得ません。

このような議論を、物理学の世界では山ほどやってきましたが、多くの医学の研究者はその程度のことも分からないのですか？

宮沢　ほとんどの人が分からないのです。

藤井　それは、どうかしている！　俄には信じられない話です。

宮沢　知り合いのウイルス研究者の重鎮は「宮沢君、そんなバカな問題に足を突っ込まないで、自分の研究に戻った方がいい」と言う人もいます。しかし、毒性のある人工合成のウイルスがばら撒かれたら、パンデミックのような事態も起こり得るということは、前から分かっていたはずです。現実にそんなウイルスのデータが出てきたのなら、やはり議論をすべきでしょう。

私はウイルス研究者たちに「学会レベルで議論するべきだ」と言ったのですが、それも全く無視されました。議論そのものがタブー視されているんです。

藤井　そんなバカな！　データを重視するのが研究者というものでしょう。

宮沢　これまで私は論文を非常に多く書いてきました。しかし新型コロナウイルスに関しては、ずっと書けなかったんです。それでも、眼の前にはっきりとしたデータが出てきたのですから、論文を書かないわけにはいかない。ということで新型コロナウイルスの論文を書いたのです。

そうしたら、逆に評価が下がってしまったのです。しかも、新型コロナウイルスが人工的にできた可能性があるという論文については、情報統制が非常に厳しくて、アメリカの論文のサーバーには、乗せることすらも拒否されたんです。結局、スイスの論文のサーバーでオーケーになって、そこには載せることができました。

けれども、ウイルス学の雑誌に論文を投稿しても、騒ぎになることを怖がって審査すらしてくれません。そんなおかしな状況なのです。

ともあれ私は、人工合成ウイルスによるバイオテロを真剣に議論する時期が来ていると考えています。ぜひ専門家による真剣な議論をお願いしたい！

特定の前提条件の下で人工的に殺人ウイルスもつくれる

藤井　まず、科学とは何かという基本に立ち返らねばなりません。私はクーン、ポパー、ラカトシュなどの科学哲学の本を若い頃に読んで、基本的に科学というものは仮説の集合体だとその時分に認識し、今に至っています。

仮説については、パラダイムなどいろんな理屈があります。基本的に仮説は仮説であり、その仮説が正しいかどうかを一〇〇％明確に検証するのは、神様でない限りできません。

しかし実証データに基づいて、または、あることが起こる蓋然性がきわめて高いとかきわめて低いということを通して、その仮説が正しいかどうかの確信の度合を皆で高めていく共同作業が科学なんですね。

とすれば、宮沢先生のおっしゃっているテーゼ（命題、あるいは主張）を無視するというのは本来、科学者としてはあり得ない態度です。医学界には、真の科学者がいないのか、医学は科学としての誠実性を捨て去ってしまっているのかとすら思えてしまうお話です。

宮沢　私は反論を受け付けていないわけではなく、「それが自然界で起こるとしたら、どういう説明ができるのか」を聞きたいだけです。納得できる説明があれば、私も「ああ、なるほど」と言って引き下がります。しかし納得できる説明をする人がいないのです。

藤井　やはり納得できる説明が最も大事なのです。毒性のあるウイルスをつくったのはどこかの悪い奴、例えば中国やアメリカの工作員、ワクチン会社の研究員などという犯人探しはしなくてもかまわない。そんなことは、科学者の仕事じゃない。他の人がやればいい。

今の話をお聞きしたら、同じフィールドの研究者だったら「検証しよう」と思うべきですよ。だってもし変異したウイルスの人工合成に意図があったとしたら、きわめて重大な問題なんですからね。

宮沢　工学や物理学の研究者は「計算しましょうか」と言ってくれます。

藤井　研究者なら当然そう思いますよ。

宮沢　一応、特定の前提条件を入れれば確率は計算できます。ただ特定の前提条件を入れても、その計算が本当に意味があって正しいのかが、分かりません。

藤井　確かに特定の前提条件の下で考えると、「この確率はこれぐらいなんだから、これが起こるなら、あなたを信じます」という言説は述べることができます。

世の中には、アカデミズムという世界、ジャーナリズムという世界、ポリティクスという世界があります。そして宮沢先生は、ジャーナリズムの世界に対して、例えば「特定の前提条件の下で殺人ウイルスができる確率についてどう思いますか」というオピニオンを発することができます。

そういう手法は、アカデミック・ジャーナリズムあるいはジャーナリスティック・アカデミズムのやり方として十分に可能ですよ。

宮沢　ぜひ、藤井さんのお力を得たいです。

藤井　この話をこうやって公開のシンポジウムでお話ししてもらったり書籍の形で出版する等して一人でも多くの方にこの現実を認識してもらいたいと思います。

意地は見せたので胸を張って京都大学から退場していく

宮沢　私は本当に研究が大好きで一生懸命にウイルス研究に取り組んできました。東京大学を卒業し、留学後に東京大学の教員になりました。それも終身雇用です。そのまま教授の下で頑張れば、いずれは東京大学の教授になれたかもしれません。でも自由に研究がしたくて、三年で辞めたんです。それで、真実を追求する場所だと思い、非常に憧れて京都大学に来て独立したのでした。

ところが、最近は京都大学に対しても失望に継ぐ失望、絶望です。私たち研究者はデータが命で、それに基づいて正しいことは「正しい」、間違っていることは「間違っている」と言わなければなりません。だから、データを歪めてしまうような勢力を大学に入れないでほしい。

私は、京都大学は本当に最後の砦だと思っていたんですよ。しかし京都大学も医学部を中心に、そうした勢力に相当に侵されてしまいました。

藤井　医学部以外が滅茶苦茶立派だとは思いませんが、正直申しまして申し訳ないんですが、私の認識の中では京都大学という存在に医学部は入らないんです。これに同意する京都大学卒業の人たちもたぶんすごく多いと思います。医学部には単科大学みたいなところがあって、やはりカラーが違うんですね。医学部は京都大学の自由の学風とはほぼ関係ありません。

宮沢　私も京都大学に来て医学部と関わるのがずっと嫌でした。昔から思っていたのはすべての大学から医学部という存在を外すべきだということです。医学部は専門学校に戻した方がいい。真理探求をするのが大学なんですから、真理探求を歪める勢力を入れてはいけません。

藤井　そもそも医学部には、自由の学風とかアカデミズムがあるようには思えません。かねてからそう思っていましたが、今日の宮沢さんのお話をお聞きしてさらにその気持ちが強くなりましたね……。特に京都大学をはじめとした大きな国立大学の循環器だとか消化器だとかの主任の教授というのは、我々医学部以外の教授職の人間には想像ができないくらい強大な権力を持っている、という報告をしばしば目にします。すごい権力で医療業界を牛耳っていて、しかもその強大な権力者は誰からも監視されずに、好き放題できる立場にあるという話をよく耳にします。つまり彼らのアイデンティティは「京都大学」に基礎付けられているというよりもむしろ「医療業界」の方により濃密に基礎付けられているわけです。

もちろん、医学部の教授の皆さんが立派であれば腐らないんだけれども、それだけの強力な権力があるのだとしたら、一回腐り出したらとてつもなく腐っていくのは論理的必然です。そして、今日の宮沢さんのお話は、医学界が、そして、医学部が、科学者、アカデミシャンの本分を忘れ、激しく腐敗している可能性を強烈に示すものです。医学界、医学部は本当に残念な状況にあるのだと、強く認識しました。

宮沢　医学部はさておき、京都大学の良さは、やはり京都大学なら教員や学生の発言も一般の人々が聞いてくれるということです。地方大学だといろいろと言ってもなかなか聞いてくれません。

人間には使命があると思います。「自分の好きなことだけをやっていればいい」というわけじゃない。おかしなことがあったら、「それはおかしい」と声を上げなければいけません。それで私は新型コロナウイルスに関する論文を書いたのです。

ところが、京都大学の偉い人に「いや、そんな論文は間違っている。自分の研究だけに専念しろ」と言われました。これに、「自分の研究領域に、国民が解決を要望するような課題があったら、それを受けて立つのが本来の国立大学の先生なんじゃないですか」と反論したら、「違う。自分の本来の研究に専念するべきだ」という答えが返ってきました。しかし新型コロナウイルスの研究も立派な研究なのだから、「偉い人」の考え方は辻褄が合いません。

藤井　京都大学内での軋轢には大変に苦労されたでしょう。残念ながら、宮沢先生は、退職されることになりました。我々からみれば、医学系執行部の人間が、「こんなの、お前の大学でやってるのかって思われたら、俺たちの立場がヤバくなるじゃないか！」と思うような研究を宮沢先生がやっていたので、「そんな情報発信やめろ！」といくらいっても辞めないから、しょうがないからクビにした、というふうにしか見えない話です。

宮沢　二〇二四年五月に退職します。本来の定年より六年早く退職することになってしまい、本当に残念です。京都大学を背負って、職を賭して一生懸命に戦ってきたのですが、京都大学から外されたんです。

無念ではありますが、私は京都大学の教員としての責任は果たしたと確信しています。私を排斥した京都大学の先生方も、京都大学の意地があるのだったら、また、真実を追求する心意気と世界の悪と戦う意思があるのだったら、立ち上がってください。

私は京都大学を愛してきました。京都大学に何としても立ち上がってほしい。私はアカデミズムの世界から去って専門家から外れることになりますが、残された専門家には責任を持って課題を追求していただきたい。私は京都大学の意地は見せたと思っているので、胸を張って京都大学から退場していきたいと思います。

藤井　せっかくの才能と熱意をお持ちの一人の研究者がこうやって日本国家にいて、そしてありがたいことに、我が京都大学で活躍されてきたわけです。

今回の宮沢先生の退職の問題は、京都大学の問題であると同時に、特定の「科学的真実」を巡る議論を医学界が「タブー」とみなし、「封殺」するという問題です。そして、今回の宮沢先生の人事の権限を持つ京大医学系部局は、京都大学の最高責任者である現在の総長の母胎であり、京都大学の最高責任者の影響を濃密に受けうる組織であるという「事実」があります。一方で、宮沢先生の研究論文を封殺する医学界には、スーパー・グローバル企業である巨大製薬会社や巨大なキャッシュが循環する医療業界から巨大な支配的影響力を受けているという、同じく「事実」があります。これらの事実は単なる事実であり、その解釈はこの議論を耳にしている方々の主観にお任せするしかありませんが、皆さんの中には、宮沢先生の学術研究が医療業界のビジネスにとって「不都合な真実」であるが故に宮沢論文がタブー視され隠蔽、末梢されようとしていると同時に、そんな医療業界に席を置く京都大学の医学系組織や総長にとっても「不都合な真実」であったが故に、宮沢先生の継続的雇用を打ち切ったに決まってるだろう、と感じる方も決して少数ではないということも考えられます。

いずれにしても、このお話は医学界も医療業界も何らかの腐敗が進行している可能性を強烈に示唆していることは間違いありません。言うまでもなく医学界、医療業界は私たちの健康問題に直結すると共に、私たちの社会の有り様に甚大なる影響をもたらすものですから、我々はその腐敗の実情を明らかにする努力、ならびに、それを是正する努力を重ねねばなりません。そしてそれと同時に当方個人は宮沢さんの一人の友人として自分のできる範囲で宮沢先生の研究活動を支援して参りたいと思いますし、そう感じている方は私以外にもたくさんおられるものと思います。宮沢先生にはこれからも真実を追求するご活躍を心から祈念いたしたいと思います。

宮沢先生、本日はありがとうございました。

宮沢　ありがとうございました。

『過剰医療』が今、日本を亡ぼしつつある

藤井　聡

特権的階級にある「医療」と「医師」

筆者もまた、多くの一般的な国民と同様、生まれてから今日に至るまで、日本の「医療」の世話になってきた。生まれた瞬間は勿論、高熱を出したとき、交通事故に遭ったとき、各種の病で入院したときにいつも病院の医師の世話になってきた。今の自分が今の自分として生きていられるのは、「日本の医療」のおかげであり、「医師」たちのおかげだ。

その意味において、**筆者は日本の医療と医師に心から感謝の念を持っている。**

しかし、だからといって、医療業界と医師を批判してはならないということにはならない。

それは、政府のおかげで今の暮らしが守られているからといって、政府の批判が御法度だとはならぬのと同じだ。

そもそも政府、そして政治家たちは、私たちの人生の有り様に甚大な影響を及ぼす極めて巨大な**「責任」**を担う存在だ。

だから政府・政治家は、今日の我々の人生にさまざまな「幸福」「美徳」をもたらした素晴らしき神の如くの存在であるとして感謝されるべきであると同時に、我々の人生におけるさまざまな「不幸」「悪徳」をもたらした悪魔の如くの存在として**徹底的に批判されねばならぬ存在でもある**のだ。

しかし、政府や政治家の批判は世間に満ち満ちているが、医療や医師に対する批判は、我が国世論においてほぼ目にすることが無い。

筆者もまた、言論人としてさまざまな社会批評を手がけ、政治家や官僚、マスメディアや財界、さらには同業他者としての言論人や学者たち等、実にさまざまな対象を批判してきたが、医師や医療業界そのものを批判する言論活動には長年全く従事してこなかった。

それどころか、そういう医師や医療を批判する言説を、本格的になさねばならぬという想念は、一度たりとも頭をよぎることは無かったし、筆者のみならず、戦後日本における言論活動の中心的存在であった、筆者の師匠にあたる西部邁氏やその周辺の言論人たちからも、そういう批判の声は全く聞こえては来なかった。

こうした「医師無批判」の世論の風潮は、医師たちを**「お医者様」**という言い方が世間において広く受け入れられていることからも窺い知ることができる。

もちろんかつての日本では、「末は博士か大臣か」なぞという言葉が平然と語られ、医師のみならず「大臣」をはじめとした政治家や、「博士」である大学教授もまた世間からの高い尊崇の念を集める信頼篤き職業であった。しかし戦後日本、とりわけ、平成、令和のこの御代においては、博士や政治家の世間的信頼は凋落の一途をたどり、今や政治家は侮蔑の対象にすら成り下がっている。

同様の権威の失墜は学校の教師においても見られる。「先生の言うことをしっかりと聞きなさい」という親が子供に口酸っぱく語る言葉もまた、今となってはほとんど耳にすることがなくなってしまった。

ところが、「しっかりお医者様の言うことを聞きなさい」という言葉は、未だに健在であり、親が子に子が親に、家族同士、恋人同士、口々に語る光景を我々は頻繁に目することができる。

世間は医師たちを信頼し、権威を付与し、言論人たちも決してその権威を疑うような言論を展開してこなかったのだ。その結果、あらゆる権威が失墜していった平成、令和の我が国日本において、未だに医師だけは特権的な権威が付与される状況にあるのだ。

「コロナ騒動」の経験を通して浮かび上がった、医師・医療に対する疑惑の念

しかし、筆者が長年、殆ど何の疑念も抱いてこなかった**医療業界と医師に対する疑いの念を初めて抱いたのは、二〇二〇年から二〇二三年にかけて、日本全体を巻き込んで激しく巻き起こった「コロナ騒動」がきっかけだった。**

コロナが中国の武漢で流行し、多くの死者が出ていると報道され始めた頃、筆者もまた世間の人々と同様、大変な恐怖を感じた。目に見えぬ新型コロナなるものが隣国中国で流行し、多くの人々の命を奪っている。中国と濃密な交流を続けている我が国日本にこの恐ろしい新型の感染症が上陸することは時間の問題だろう、さして流行らなければそれに越

したことはないが、流行ってしまえば自分自身も罹患し、重症化し、場合によっては命を失ってしまうかもしれない……大方の日本人が感じた恐怖と同様の恐怖を筆者もまた感じていた。

そうこうしているうちに日本にも上陸し、感染者数、死者数が少しずつ増えていった。日本国内では連日過激な報道が繰り返され、個別の感染例や死亡事例、集団感染事例が朝から晩まで報道され続け、感染症研究の専門家と称する西浦博氏（現京都大学教授）や厚労技官・医学博士の尾身茂氏らをはじめとした複数の医師たちが連日テレビや新聞などのメディアに「兎に角、家にいるべきだ」「八割の外出を控えるべきだ」という主張を繰り返し始めた。そしてそうした主張に煽られて報道も過激化し、それを通して世間の人々もコロナに対してさらに過激かつ異様に怯える様になっていった。そしてそんな過激報道や世論に強要されるような形で、政府を中心としたあらゆる組織、店舗、会社、学校が実際に人々のさまざまな活動を「自粛」することを要請、強制するようになっていった。

この頃から筆者は、

「なるほど……これは心理学で知られる典型的な〝パニック〟っていう奴だ。そのパニックの中心に位置しているのは、間違いなく、コロナの恐怖を煽り続けている、西浦氏や尾身氏らの様な一部の医師たちだ。人々は、そんな一部の医師たちの言説に煽られる恰好でコロナを兎に角恐れる様になっているようだが、このパニックが過ぎ去れば、嘘のように『あの頃の俺たちは一体なに、馬鹿なことやってたんだ……』ってことになることは確実の代物だ。まぁ、もちろん、大昔に欧州で流行して、国によっては人口の何割もの人々が死んでいったペストのようなものになる可能性もまだ残ってるから、警戒は必要だが……」

と感じていた。無論、筆者がこう感じたのは、筆者が「**リスク心理学**」という、パンデミックをはじめとしたさまざまなリスクに対する人々の異常心理に関する科学的専門研究者だったからだ。

コロナ感染症についての科学的、客観的メッセージ配信が、激しくバッシングされる

かくして筆者は、ニュース番組に出てくる医師たちの言うことは参考程度に耳にするだ

けにしておいて、自分でさまざまな客観的な公表データを集め、このコロナがどの程度「ヤバい」ものなのかを、リスク心理学者として日々、冷静に「自分自身」で考え、分析し続けた。そしてそうしたデータから言い得ること、言い得ぬことを日々SNSを通して配信し続けた。

例えば、筆者は、詳細な分析結果を公表しながら、次のような言説を公表し続けた。

①ある時点で報告されている感染者数に基づいて数十人程度の社会イベントに感染者数が含まれ、かつ、そこで感染する確率を計算したところ、**その確率は自動車ドライバーが交通事故に遭う可能性よりも低いことが判明**。だから、社会イベントを自粛するくらいなら、クルマに乗るのを辞めるべきであり、逆に、クルマに普通に乗っているのならば、現時点ではライブを普通にやっても何の問題もない。

②政府が国民の行動自粛を実質的に大幅に抑制させる**「緊急事態宣言」を発出した時点**で、感染症専門家が報告している感染率（実行再生産数）は既に一を下回っており、**感染者数は「ピークアウト」していた**。だから、感染症専門家は、緊急事態宣言の発出は必要ではないと判断できたはずだ。

③百歩譲って、緊急事態宣言の発出時点でそれを言うタイミングを逃し得たのだとしても、ゴールデンウィークが明ける頃には、**実効再生産数の下落に緊急事態宣言の発出が関係していた可能性が統計学的に否定されていた**のだから、「緊急事態宣言の継続は不要」だと発言できたはずだ。

今、こういうことをここに記述しても細かすぎて一般の方には分かりづらい話かもしれない。しかし専門家ならば、誰もが確実に理解できる内容であったし、今でも専門家ならばこうした言説の趣旨が過不足無く十二分に理解できるはずだ。

いずれにしても兎に角、こうした情報はいずれも一貫して以下のような趣旨のものであった。

「コロナコロナって朝から晩までＴＶで騒ぎ倒して、ずっと家にいろなぞと一部の医師たちが専門家面して言い続けているけれど、客観的な公表データに基づけば、**彼らの言説は完全なる過剰な言説**であることは明らかだ。

むしろ、自粛しろと言い続ける医師たちをサポートするような統計データはどれだけ探しても全く見当たらない。もし私が間違っているならば、いつでも謝罪する用意はある。にも拘わらず、誰も私が間違っているという可能性を客観的に示唆してくれる専門家など誰一人でてこない。もしそういう方がおられるなら是非、ご紹介願いたい（筆者は実際、西浦氏や尾身氏といったTVで有名になった医師たちに客観データに基づく公開質問を送り、直接電話をかけて返答頂くことを依頼したが、全く返信がなかった）。

もし何人たりともそういう専門家を連れてくることができないのなら、当方は『世間はコロナについて騒ぎすぎだ』という見解を、どうやったって修正することはできない。だから当方は、『世間が間違っている、コロナは世間が思うほどに恐ろしいものじゃない』と主張し続ける他ない。

是非、一人でも多くの国民にこの〈実態〉をご理解頂きたい」

ついては当方は、こういう思いから、長年に渡って（不十分な情報量しか配信できないが故に、一科学者として）忌避し続けてきた「ツイッター」（現X）まではじめ、あらゆるメディアを通してできるだけ多くの国民に情報を配信することを試みた。

ところが、そんなメッセージを発する当方には、当方の想像を遥かに上回るバッシングが世間から浴びせられ続ける事態となった。
そういう彼らの主張はすべて、うんざりする程に同様のものであった。それは概ね次のようなものだった。

「お前は素人のくせに何言ってるんだ！　ズブの素人がいい加減なことを言いやがって、テレビに出てるお医者様たちは皆、コロナはヤバいって言ってるだろ！　コロナを舐めるな！　お前のせいで、自粛しない奴がいたらコロナが流行ってヒトが一杯死ぬだろ！　お前は人殺しと一緒じゃないか‼」

リスク心理学を修めた当方からすれば、こうした罵詈雑言も誠にもって典型的なパニック症状を患った大衆人そのものの反応であると容易く解釈可能であった。
しかし、そんな筆者でも誠にもって驚くべきことに、そういうバッシングが一般世間の方々のみならず、当方と長年言論活動を共にしてきた数名の著名言論人たちからも当方に差し向けられる事態にまで発展していった。彼らは凄まじい勢いで当方に対して、おおよそ理性を売り物にしてきた著名言論人とは言いがたい罵詈雑言を投げ付け始めたのだ。

こうした現実に、さすがの当方も大層驚いた。共に仕事をしてきた一部言論人がそこまで激しく理性を失う程の馬鹿だとは知らなかったからだ。

そもそも筆者はこれまで、「公共事業のバッシング世論」や「大阪都構想を絶対視する大阪の世論」、「緊縮財政を絶対視する世論」等とさまざまな言論戦を展開してきたので、こうしたバッシングの類いには、いわゆる「慣れっこ」になっていた。しかし、そんな筆者ですら驚く程に、今回のバッシングはこれまでと全く次元が異なる激しいものだったのである。

ただし、時間が経つにつれ、国民がコロナ騒動に飽き始め、コロナ以外のニュースがテレビでも頻繁に報道されるようになってくると、コロナ騒動は徐々に収まっていった。しかも驚くべきことに（というか、リスク心理学的には何も驚くべきことではないのだが）、コロナの新規感染者数がどれだけ増えようが、死者数がどれだけ増えようが、そんなことにはお構いなしに、コロナ騒動はどんどん収まっていった。

つまり、**人々の「コロナ騒動」は、実際の「コロナリスクの高低」とは全く独立に変動していったのである。コロナリスクがどれだけ低かろうが騒動が激しくなるときは激しくなったのであり、コロナリスクがどれだけ高かろうが全く騒動が起こらぬときは全く起こ**

らなかったのである。

繰り返すが、こうした現象は社会心理学でよく知られたパニックそのものであるから、学術的に言って何ら不思議だとは思わない。

しかしだからこそ筆者はあえて、半ば無駄である可能性を覚悟しつつ、そんなパニックを沈静化させることを企図し、可能な限りの努力を投入して各種のメッセージ配信行動を行い続けた。ただし案の定、そのパニックを理性化、適正化することはできなかった。勿論、一部国民の中には、筆者のメッセージ配信で客観的合理性に基づいて振る舞うことができた方々もおられたやに思えるが、残念ながらそれがマジョリティ（大多数）となることとは長期にわたって無かったのである。

コロナ〝騒動〟の背後には、「過剰医療」問題がある

筆者はこの経験を通して、この典型的な「社会心理学現象」であるコロナ騒動についてさまざまな方々と議論を重ねながら多面的な考察を深めていった。そしてその結果、筆者は、

「このコロナパニックの深淵に横たわる最大の元凶は、医療業界に存在する『過剰医療』構造である」

という〈**真実**〉に立ち至ったのである。

ここに言う「過剰医療」というのは、「本来求められる適切な水準の医療行為」を越えて行われる医療行為だ。入院しなくてもいい患者を入院させる、施さなくてもよい治療行為を行う、必要以上に病院に来させる、オーバードーズ（過剰な薬物の投与）、必要以上の日常生活の制限を加える、等がそれにあたる。コロナ禍の例で言うなら、過剰な自粛要請や、過剰なワクチン接種強要等がそれに当たる。

これをイメージ的に説明すると、次ページの図のようになる。

まず、医療が必要な個人を考えよう。この個人に対して医療行為がゼロである場合、その個人の健康状態は大変に低い状態である。この個人に対して適切な医療行為を重ねていくと、その個人の健康状態は徐々により良い方向へと改善していくことになる。

ところが、ある一定水準（それはいわば、概念的に想定され得る〝**適正医療水準**〟である）

図1　過剰医療のイメージ図

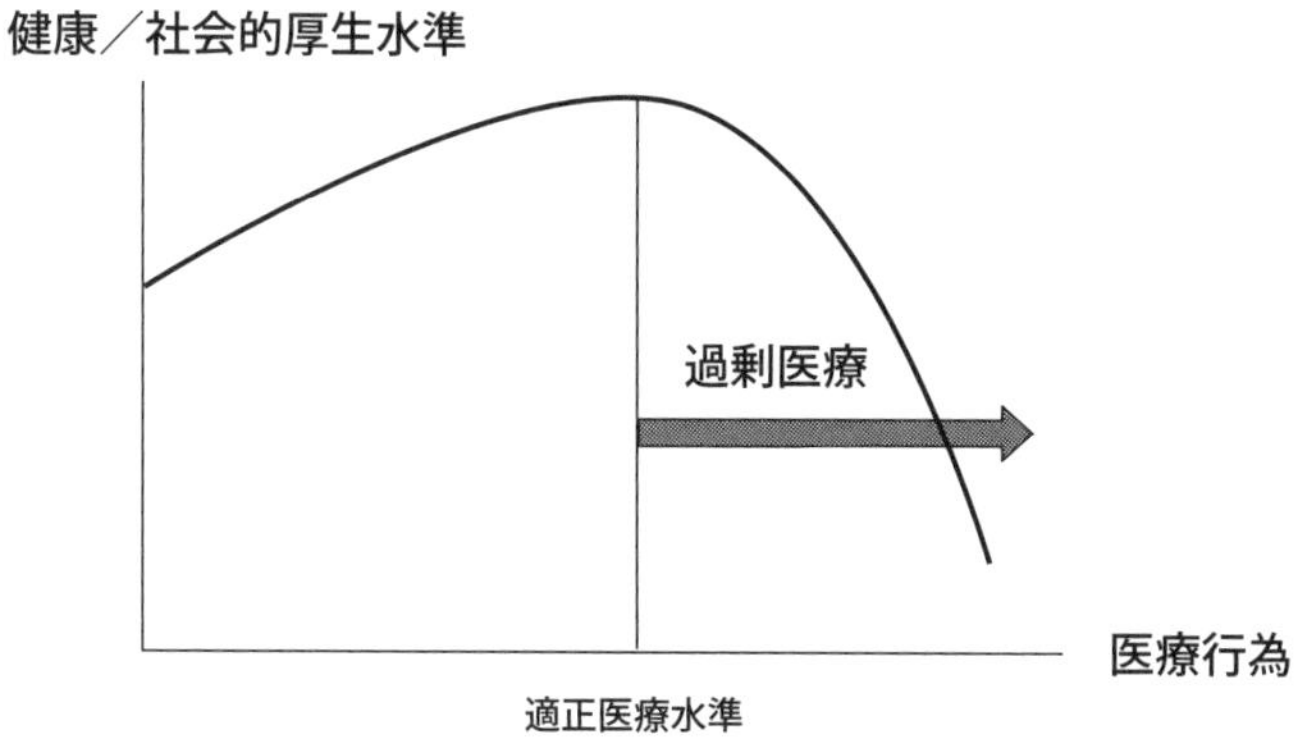

を超えてその医療行為を行い続けると、かえって健康状態が悪化していくことになる。そして場合によっては、治療行為のやり過ぎで、何も治療をしないときの方がマシだ、という状況にまで健康が悪化することすら生じうる。

以上は「一個人の健康と医療」の話であるが、社会全体の健康水準、つまり「社会的厚生水準」と医療との間にも全く同じ関係が想定され得る。特定の医療行為を施せば、初期的には社会的厚生水準が向上していくことになるが、ある水準（適正医療水準）を超過するとかえって社会的厚生水準が低下していくことになる。

さて、筆者が、コロナ騒動の経験を通してこうした過剰医療が存在しているという**〈真実〉**に辿り着くことができたのは、次のような考察に基づいている。

①このコロナ騒動の起点は、コロナの恐怖を煽る情報を、TVや政府に発信していた西浦氏や尾身氏をはじめとした一部の**感染症の専門医たち**である。

②しかし、筆者の同級生である医師たちや京都大学の同僚である感染症の専門家たちの中で、西浦氏・尾身氏らによって主張されていた「八割自粛すべし」という見解に（部分的賛同ではなく完全に）賛同する者は一人も見られなかった。このことは、西浦氏や尾身氏らの主張は、医師たちの中でも極めて特殊な見解である疑義が濃厚である。

③さらに、**「緊急事態宣言」等の自粛政策の有効性は、政府が公表する客観的データでもって一切確証されなかった。**

④それどころか政府が、「時短」政策（飲食店の営業時間を短縮する政策）の合理的根拠として提示していた統計分析を、内閣府に取り寄せて確認したところ、それが合理的根拠になり得ることは一切ないことが統計的に明らかとなった。それどころか、**より**

積極的に、「時短」政策には合理性がないことを統計的に示す証拠として解釈することも可能な代物であった（この件については、筆者は東京地裁での、時短政策の合理性を巡る裁判で、専門家として証拠を提出し、裁判長の最終判決の証拠として参照されている）。

⑤以上から、尾身氏・西浦氏が主張し、実行された**「八割自粛」政策は、コロナ被害を抑制する上で、必要の無い**（控えめに言ったとしても有効性が極めて乏しい）**政策であった。**

⑥勿論、八割自粛による被害が皆無であるなら、八割自粛政策が「過剰」であると評価する必要は無い。しかし実際には、実に莫大な被害が生じた。飲食店をはじめとした消費産業における経済被害は言うに及ばず、高齢者たちの運動不足による健康被害、他者との交流が減少することによるうつ病の拡大とそれに伴う自殺の拡大、そして、交流が阻害されることによるあらゆる社会的、産業的、経済的、文化的被害である。したがって、かの「八割自粛」政策は、さまざまな被害をもたらす**「過剰」**なものであった。

⑦したがって八割自粛政策も、コロナ健康被害を軽減するための感染症の専門医による広義の「医療」行為であると捉えるなら、「八割自粛」政策は、感染症の専門医によ

る明らかなる**「過剰医療」**だったと断ずることが可能となる。

⑧こうした感染症の専門医によるコロナ感染症についての「過剰医療」行為は、「八割自粛」のみならず「時短」要請やそれらを推奨する「緊急事態宣言」や「蔓延防止措置」の発出、さらには、コロナ患者の隔離やワクチンの接種等、あらゆるコロナ対策において見られるものである。つまり、あらゆるコロナ対策は、トータルとしての患者・国民の健康を確保する上で求められる「適正な水準」を超過した**「過剰医療」**行為であると言うことができる。

以上の考察より、「八割自粛」や「緊急事態宣言」等をはじめとしたコロナ対策は、広義の「過剰医療」行為であると結論付けることができるわけである（なお、ワクチンの過剰医療性等については、**本書「ウイルス学者から見たコロナ対策の異常さ」**〈宮沢孝幸〉を参照されたい）。

過剰医療の背景に、患者の健康を度外視する不条理かつ悪質なる「専門医」制度がある

それでは、なぜ、こうした過剰医療を、西浦氏や尾身氏といった感染症の専門医たちは主導したのか。それについては、以下のような背景がある。

⑨こうした、コロナ対策における「過剰医療」があらゆる側面において横行したのは、感染症の専門医が、患者全体の健康や社会全体の社会的厚生を「最適化」しようとした診察・診断（ならびに政策提言）を行っているのではなく、あくまでも、「コロナによる健康被害」を可能な限り「ゼロ」に近づけるということ**「だけ」**を目的とした診察・診断（ならびに政策提言）を行っているからに他ならない。その目的であるなら、自粛の徹底も、コロナ患者の完全隔離も、コロナワクチンの徹底接種も皆、完全に正当化されることになる。

筆者は当初、西浦氏、尾身氏等の感染症の専門医らによる「広義の過剰医療行為」はすべて、この⑨で指摘した、「専門医」たちによる「対象とする病の治療だけを考える異様な医療文化」だけが原因なのだろうと考えていた。

感染症の専門医は、ただ単に専門医として真面目に、彼らなりの「正義感」に基づいて、患者全体の健康や不健康の問題を「度外視」して、コロナのリスク「だけ」をゼロにすればそれでよい、と考えているが故に、コロナ禍という悲劇が生じているのだろうと、素朴に感じていた。

それはさながら、政府における財務省が、彼らなりの「正義感」に基づいて、国益の問題を「度外視」して、緊縮財政を進めればそれでよい、と考えている結果、日本経済が悪化の一途をたどる、という悲劇を生み出している構図と全く同じものなのだろうと、素朴に考えていた。

過剰医療の背景に、医療業界の「金儲け主義」が潜んでいる

しかし、こうした当初の筆者の想定は完全に間違いであったことが明らかになっていった。

筆者はこのコロナ禍の期間中、持続的にさまざまな情報を集め、（本書の寄稿者たちをはじめとした）さまざまな医師たちを含めたさまざまな方々と意見交換を重ねていったのだが、その結果、先に⑨で述べた過度な「専門」分化という背景に加えて、それとは異なる

次のようなおぞましい背景が存在するという〈真実〉が明らかとなっていった。

⑩コロナ対策についての「過剰医療」を進めれば進めるほど、医療業界に大量の「需要」が生まれ、医療業界の各種法人（病院や製薬会社）とその従業者（医師）たちが、多くの金銭的利益を得ることができる、という構図がある。それ故、資本主義の論理によって、コロナにおいて過剰医療が産み出され、加速されているという構図がある。今回のコロナ騒動において最も巨大な利益を上げているのが、ワクチンメーカーであり、コロナ患者を診察し、ＰＣＲ検査を推進した病院であり、そこで勤務する医師たちであった。

筆者がこの構図をハッキリと認識したのは、筆者が編集している言論誌『表現者クライテリオン』（二〇二二年九月号）に、本書掲載の座談会にもご登壇頂いた医師・森田洋之氏に、下記記事の内容とグラフを紹介して貰ったときだ。少々長くなるが、重要な証言であるので、ここに改めて掲載してみよう。

図2　クリニックの月別診療報酬(全額)

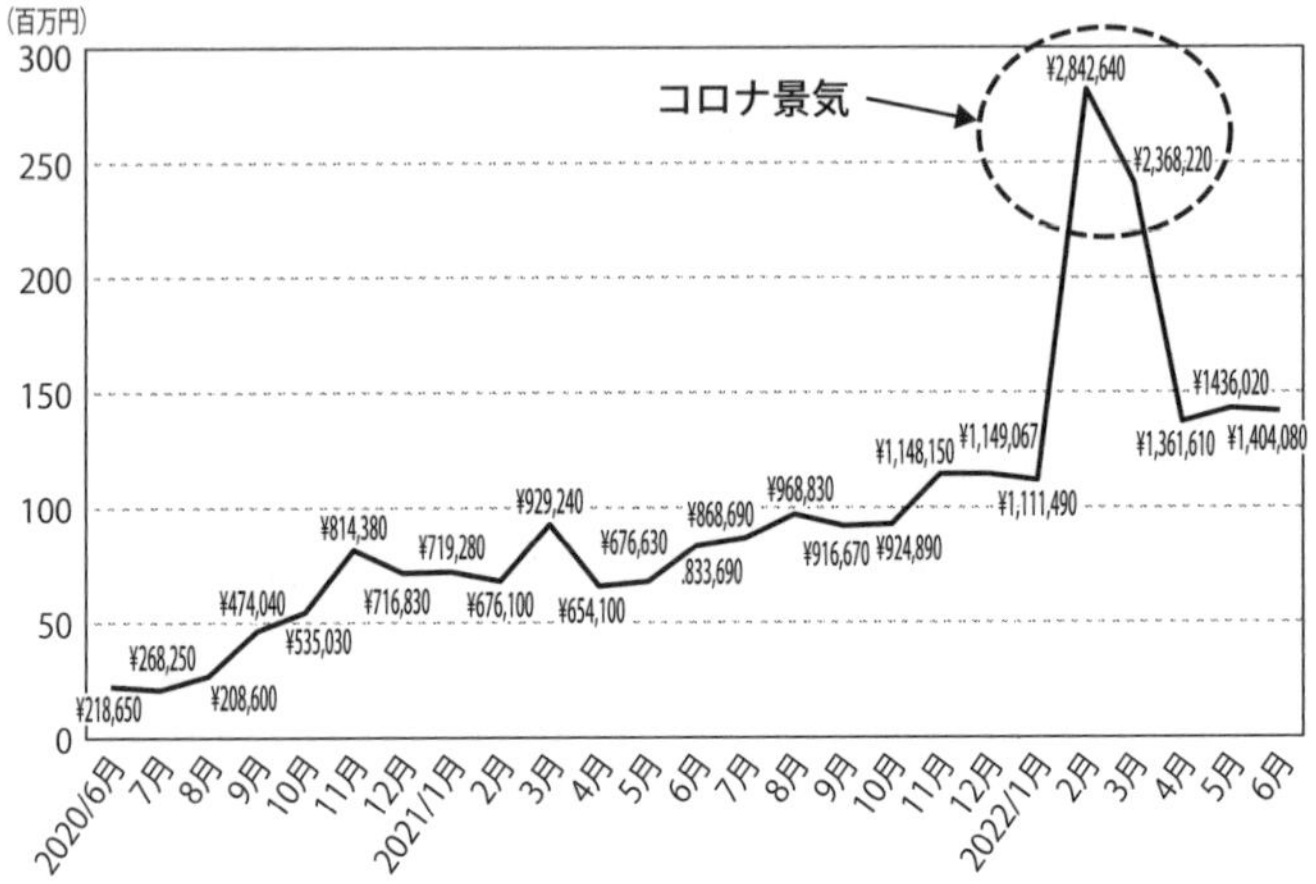

『そもそもの話、新型コロナ対策にはすでに七七兆円の予算が投じられている。国家税収が五〇兆円前後を推移している日本で、単一の問題に対して七七兆円の予算が投じられるのは前代未聞の話である。あの東日本大震災復興予算が一〇年で三二兆円だったことと比較するとその異常さがよくわかる。現政権の無為無策が続き、また次のキンキュウジタイやらマンボウが発令されることになるのなら、コロナ予算が更に数十兆円レベルで追加されることは間違いないだろう。

……当院は鹿児島の中山間地でひっそりと開業している弱小クリニックだが、そんな弱小クリニックでもコロナ景気は存分に感じることが出来た。下図は当院開業以来二年間の毎月の診療報酬の全額である。

当院の診療報酬は、二年かけてやっと月一〇〇万円を超すか超さないか、それくらいの小さな規模だった。当院ではコロナワクチン接種もしていないし、必要がなければPCR検査もしない（田舎なのでオミクロン以前は地域にコロナ患者もほぼいなかったため）という方針だったので、ワクチン収入もPCR収入もその当時までは完全にゼロだった。そんな折、今年の二月〜三月にかけて、連携する高齢者施設で新型コロナのクラスターが発生した。スタッフの子どもからスタッフへ感染が広がり、保健所の指示で濃厚接触者のPCRを行うこととなった。その結果、スタッフ一一名と高齢者五名のコロナ感染が判明した。当院がその診断と治療を全面的に請け負った。治療の経過中では酸素濃度の低下・食欲の低下などで点滴や酸素投与まで必要だった方も二名ほどおられたものの、結果として老衰に近いような一〇〇歳の高齢者まで後遺症なく完治した。この時点で私はオミクロン以降の弱毒化をまざまざと痛感した。「諸外国がコロナ対策をやめ始めたのはこういうことだったのか」と。

そしてもっと痛感したのがコロナ診療における診療報酬の異常な高さだった。図のように、たった二〇名弱のコロナ患者を診療しただけで、診療報酬が二倍以上に爆増したのである。正直私はインフルエンザの院内・施設内感染が発生したときとほとんど同じ対応をしただけだ。いつもと違うことといえば新型コロナ用の内服薬を数名に処方した程度で、コロナだからと言ってその診療内容はインフルエンザのそれと殆ど変わりないものだったのだ。それなのに、この高報酬なのだからびっくりだ。

四月以降はコロナ患者の発生はチョロチョロしかなかったので、当院の診療報酬は通常レベルに戻った。しかし医療業界ではこの高報酬が、軽症化・弱毒化が著しいオミクロン以降の現在でも依然として継続しているのである。特に「空床補償」が出る重症病床確保病院は相当の増収となっている。コロナが発生してもしなくても関係なく補助金が入ってくるのだから。コロナ特例で医療業界はまさに前代未聞、異例の増益となっているのだ。このまま為政者の無為無策が続けば、「空床補償」などの医療への過剰な投資も継続されるということになるのである』

無論、この記事は、コロナ患者を引き受けたところ、驚く程に儲かった、という話を紹介しているにすぎない。しかし、これだけの利益が得られる医療業界が、コロナ騒動が終わらないことを願っていたとしても、全く不思議なことではない。

医療業界の患者の健康を度外視した「金儲け主義」の存在証明

筆者はこの事実を認識して以降（森田氏からは、この記事執筆以前から、この話を直接伺っていた）、**コロナにおける過剰医療が横行したのは、「コロナ被害だけをゼロにするためにあらゆる医療行為が延々と繰り返される」という「専門医」制度の愚かしさに加えて、医療業界に「利益を最大化する」という患者の健康の実現を目指すという患者が期待するまっとうな意図とは何の関係もない彼らの我欲だけに基づく「意図」があり、その意図がさらにその過剰医療を加速したという事実があるのではないかという「仮説」を持つに至った。**

そして筆者は、この「仮説」を検証すべく、医師を対象としたアンケート調査を行った。その結果、驚くべきことに、現場の医師たちが、医療現場で行うさまざまな治療行為は、「患者の病の治療」とは無縁の、「病院の収益の拡大」を「意図」しているという実態が明らかになったのである（その調査の概要は本書で医師冨永晃輝氏の寄稿においても報告されている）。すなわち、**「本来必要ではないが、経営上求められる検査や治療が存在してい**

る」と回答した医師が全体の四割に上り、「勤務する病院が病院の利益の最大化を重視している」「勤務する病院が入院患者を確保し満床を目指している」と回答した医師が全体の六割にも上ったのである。

ちなみにこうしたアンケートは一般に、匿名であっても「都合の悪いことは答えない」という心理バイアスが強烈にかかることが知られている。それにも拘わらず、半数前後の医師が、それぞれの項目について過剰医療の存在を明確に示す回答を行ったということは、おそらくは大半の医師や病院において過剰医療が横行していることを示す実証的証拠が得られたと解釈することができよう。

つまり筆者が抱いた、**金儲けのために過剰医療が行われているという「仮説」は、この調査によって「実証」されてしまった**のである。

すなわち、コロナ補助金が削減されかねない感染症法の二類から五類の変更（隔離を要する感染症分類から、隔離を要しない一般的なインフルエンザと同等の分類への変更）が、諸外国に比して我が国において著しく遅れたこと、ＰＣＲ検査やワクチンが徹底的に推奨されたことの背景には、誠に遺憾ながら、（病院と製薬メーカー双方を含む）医療業界における**「金儲け主義」**が存在していたということは間違いないのである。

専門医制度と金儲け主義が共に「共進化」していく

以上が、「コロナ騒動」を契機として、患者の真の健康を度外視した「専門医」という制度と「金儲け主義」によって産み出された「過剰医療」問題が存在しているということを認識し、それを「実証」するに至った経緯であるが、**ここからこの過剰医療問題について、より一般的な視点からさらに考察**を深めていくこととしよう。

まず、今日の日本では、医師が特定の部位や病の医療を専門に行う「**専門医**」という制度は当たり前のものとなっているが、かつては、「患者のトータルとしての健康」を確保することを目指した「町医者」と呼ばれる存在が大きな割合を占めていた。ところが、米国で主流の専門医制度が日本に戦後、激しく輸入され、医療業界における専門分化が進んでいった。その結果、「患者のトータルとしての健康」に対する配慮が我が国の医療業界において年々希薄化し、患者の健康それ自身を度外視する業界的風潮が拡大していった。

一方で、先に指摘した様に**専門医においては、町医者よりも「過剰医療」が行われる傾向が拡大する。**そして「過剰医療」は、（個々の医療行為が無料で無い以上は）自ずと利益の拡大をもたらす。**したがって専門医制度の拡大は、医療業界に必然的に利益の拡大をもたらす。**

だから、医療業界において専門医制度が拡大していけば、「金儲け主義」が入り込む余地が拡大していくことになる。つまり、**専門医制度は金儲け主義の「温床」**となるのである。

別の言い方をするなら、専門医の責任感は、当該の専門の病の治療であり、必ずしも他の病の治療やトータルの健康の増進ではない。一方で、患者のトータル的な健康を目指している町医者は、その分、患者の健康、ひいてはその患者の幸福そのものに責任感を持つ傾向が高くなる。その結果、専門医制度が深化、拡大していけば、患者の幸福全般に配慮すべしという医師としての責任感が「希薄化」していくことになる。医師の倫理の根幹が患者の幸福に配慮することであると考えるなら、専門医制度の拡大は概して、医師たちの倫理水準の低下をもたらす。この**専門医制度が自ずと導く倫理水準の低下もまた、金儲け主義が医療業界に混入してくる温床を用意することになる。**

なお、こうして金儲け主義が横行すればするほど、今度は、「町医者」的な治療行為が**「邪魔者」**となるという逆説的現象が生ずる。患者の健康なり幸せなりを考えていては金儲けができなくなるじゃないか、という次第だ。

かくして、**金儲け主義の拡大は、自ずと専門医制度の深化、拡大を導く。**

その結果、金儲け主義が横行すれば横行する程、その医療業界では専門医制度の専門分野がさらに細分化されると同時に、縦割り化が明確化していくこととなるのである。

こうして、ビジネス至上主義が社会的風潮において是とされる社会においては、医療業界における金儲け主義と専門医制度が共に**「共進化」**を遂げ、その進行において医療がますます「過剰」となっていくのである。

我が国の戦後の医療業界の展開はまさに、こうした経緯を辿ってきたのである。

生命至上主義が、金儲け主義の過剰医療をさらに加速させる

しかも我が国の「戦後空間」においては、金儲け主義、専門医制度以外に、過剰医療を加速する特殊かつ強力な思想がある。

「命は地球よりも重い」という「生命至上主義」である。

「先の大戦の反省」の下、アメリカのＧＨＱによって書かれた「平和憲法」を後生大切に

してきた戦後日本は、生命よりも大切なものがあるという価値観を信じ、生命を軽んじてきた「戦前」の常識を否定せねばならぬとの強迫観念を抱き、その帰結として、過剰に生命こそが重要だと叫ぶ生命至上主義を強固に信ずるに至っている。その結果、生命至上主義に抗うことが恐ろしきタブーとして取り扱われる程の全体主義的な空気が、生命至上主義において蔓延してしまっている。

この風潮が、人々の生命を守る「医療」に対するあらゆる批判が「タブー」となる状況を創出してしまったのである。

すなわち、普通の国家であるのならば常識の範囲で行われるはずもないようなさまざまな「延命措置」が、「命は有りさえすればそれでよいのだ」という生命至上主義によってすべて正当化されるに至ったのである。言い換えるなら、「地球よりも重い」命を一分でも一秒でも延ばすことに、どれだけの資源を投入しても、さらには、患者本人の苦痛がどれだけ伴っても構わないという価値判断が、我が国において常識的に許容されるに至ったのである。

その結果、**患者の「主観的幸福」、場合によっては延命治療は止めて貰いたいという患者や家族の「意志」すらもが無視される医療が横行する事態**となってしまったのである。

これは誠にもって、不幸な事態である。例えば、患者が地獄の痛みを主観的に感じ続ける状態を何十年も持続させることはあまりにも不幸だが、今日の日本ではそれが生命至上主義の理念によってすべて正当化されてしまうからである。

かくして、**戦後日本に蔓延した生命至上主義が、とりわけ末期医療において激しく「過剰医療」を加速させる**ことになったのである。

したがって、**生命至上主義は「金儲け主義者」にとっては至って都合が良い**のである。ただ単に金儲けのためだけに死に瀕した患者を入院させ、あらゆる医療を投入して可能な限り延命させれば、病院側は実に効率的効果的に「金儲け」ができてしまうことになるからだ。つまり、**生命至上主義が蔓延るこの日本では、金儲け主義者たちにとって死に瀕した患者は全員、「金のなる木」**となるのである。彼らはただただ「正義面」しながら徹底的な延命治療を施し、遺族たちから感謝されこそすれ恨まれること等全くないままに、心置きなく金儲けに勤しむことができるのである。

医学的知識についての圧倒的「格差」が、過剰医療をさらに加速する

過剰医療を加速する、最もシンプルで、かつ、最も強力な要因として挙げねばならないもう一つの要因が、**「医学的知識についての、医師―患者間の圧倒的格差」**である。

医学的知識は特殊な知識体系であり、一般の教育課程では教えられない。事実、大学では、総合大学においても医学部とそれ以外のあらゆる学部では、授業のみならずクラブ活動に至るまで全く別のシステムが設けられている。しかも一般の学部は四年間で卒業できるが、医学部だけは六年間が必要とされている程に、医学的知識は特殊かつ大規模なものとなっている。

かくして医学的知識は医師に独占的に所有される状況となっている。

この知識格差が、医師が過剰医療の「過剰性」を「隠蔽」することを著しく容易にさせている。

とりわけ、いったん病院に行って診察してもらえば、**多くの患者がそこで下される医師の判断に概ねすべて従うのが実態だ。**どういう治療を受けるのか、どれくらいの頻度で病

院にくるのか、入院するか否か、どういう薬剤をどれくらい購入するのかといったことについて、大半の患者が医師の言うままに従っている。

もちろん一部の意志決定において患者に選択を委ねる局面はあるにはある。しかし、その判断のための基礎情報を提供しているのが医師自身である以上、相当程度、患者の意志決定を医師が左右しているというのが実情だ。

だからこそ先に紹介した筆者の研究室のアンケートでも、六割以上の医師が「勤務する病院が入院患者を確保し満床を目指している」と回答する状況に至っているわけだ。つまり、医師が入院ベッドを入院患者で埋め尽くそうと思えば（仮に医学的にそれが全く不要である状況であったとしても）、いくらでもできてしまう程の強烈な実態的な権限を、医師たちは持ってしまっているのである。

これは偏に、**患者の「無知」につけ込んだ医師たちの横暴**に他ならない。その横暴によって患者の健康が蝕まれる一方で医師が**暴利を貪る**ことができているわけだから、その構図は「**詐欺**」と全くもって同じ構図にあるということになる。そして、医師においてはその知識の非対称性の大きさ故に、その詐欺がバレるリスクが最小化できるという次第である。

誠にもっておぞましいという他ない。

しかも恐ろしいことに、そうした知識格差は、単に、医師たちが「詐欺」行為の隠蔽に大きな役割を果たしているのみならず、そんな詐欺師に過ぎぬ**医師たちの「権威」を高め「信頼性」を増大させる帰結をももたらしている。**そしてこの権威と信頼性の高さが、さらにまた、医師たちが行う「詐欺」を隠蔽する強力な効果を発揮するに至っている。

例えば冒頭で紹介した「コロナの過剰自粛」について、筆者がどれだけ客観的なデータ分析に基づいて主張しても、実に多くの一般の国民たち（さらには、主として文系の言論人たち）が「よく分からないが兎に角、コロナの問題は医師の方がよく知っているに決まってるじゃないか」という先入観だけで、筆者の主張よりもＴＶでコロナについて話をしている特定の医師の主張を信頼し、ＴＶの医師たちの主張を真に受けステイホームを繰り返した、という事実は、医師の権威の高さを「証明」する最も典型的な事例である。

つまり医師たちは、医療について国民から篤く信頼されているものだから、**嘘つき放題、詐欺やり放題の状況**になっているのであり、金儲け主義の邪悪な医師がやろうと思えばいくらでも「金儲けのための過剰医療」を続けることができるのである（無論、そういう意図を持たぬ医師が多数おられることは間違いないし、専門医の種別によってはそういう「詐欺」的傾向の強弱は大きくあり、場合によっては「詐欺」的傾向がほぼ見られないという分野・領域も存在する可能性はあるにはあるだろうが、それでもなおこうした構図があらゆる医療分野において厳然と存在しており、それ故に、過剰医療を金儲けのためにやろうと思いさえすればいとも容易くできてしまうという環境が完備されていることそれ自体は事実なのである)。

政府による「七割から九割の医療補助」が、過剰医療をさらに加速する

我が国において過剰医療が加速する理由にはこのように実にさまざまなものが存在しているのだが、それらの中でも特に強力なもう一つの決定的原因がある。

それが、我が国の**「保険医療制度」**である。

通常のサービス業では、販売するサービスや商品に対して政府が補助金を出すということは滅多と無い話だ。「GoToトラベル」等では一部宿泊費を政府が負担するということが行われたのが僅かな例外だが、これによって旅行需要は一気に拡大したことは記憶に新しい。

ところが、代金の七割、場合によっては九割もを常に政府が補助するという特殊な業界

が、我が国にたった一つだけあるのだ。

それこそが「医療業界」なのである。

患者が病院で受ける医療サービスの対価の七割が「保険料」で賄われる。そして、高齢者になれば、その割合は九割となる。

例えば、一万円の医療サービスを病院で受けた場合、本来ならば消費者（患者）がそれをすべて支払わねばならないわけだが、一般の国民は七〇〇〇円、高齢者なら九〇〇〇円も政府が補助してくれるのである。つまり、消費者はあらゆる財とサービスの中でも**医療サービス、ならびに医薬品だけは、病院に行けば七～九割引きで購入できる**ということである。

洋服にしろ外食にしろホテルにしろ、これだけ手厚い政府補助が出れば、超絶に客を増やすことができること請け合いだ。一杯一〇〇〇円のラーメンを毎回一〇〇円で食えるのなら、その老人は足繁くラーメン店に通うこととなるだろう。ましてやそのラーメン店の店長が、それぞれの客一人一人についてラーメン屋に行く日時を指定してくるわけだから、その老人は特に違和感なく、抵抗することなくほいほいラーメン店に通うことになるだろう。これが全額払えと言われれば、老人の方も毎回一〇〇〇円払いたくないものだから、ラーメン屋にくることを毎回渋るということも起こるだろうが、一〇〇円ならさして抵抗することもないのだ。

なお、こうした政府補助は医療行為のみならず「薬剤」についても当てはまる。したがって、病院と薬局がタッグを組めば、医師たちが患者たちに薬物を、必要以上に「過剰」に購入するようにアドヴァイスさせ、それによって大量の薬を患者に買わせ、それによって得られる**「不当利益」を病院と薬局、医師と薬剤師で「山分けする」**ことが可能な構造があるのである（今日では医薬分離が進み、そういう詐称的行為に対して一定の歯止めがかけられる様にはなっているものの、今日でも薬局から病院へのキックバックによってその山分けは可能だ）。

このようにして、**政府による医療補助が医師たちによる過剰医療をさらに強烈に加速する状況を創出している**のである。

もちろん、こうした公的な医療補助制度は、国民の健康を守るために極めて重要なものであり、必ずしもそれ自体が否定されるべきものではない。しかし金儲け主義の医師たちがその仕組みをいくらでも「悪用」することが可能であるという構図が厳然と存在しているのは事実なのである。

医師たちによる「過剰医療」の金儲けの結果、日本は二流国、三流国へと転落する

以上の話を一言で言うなら、「金儲けしたい医師たちが患者の健康を毀損してしまっているとことに目をつぶりながら過剰な医療を繰り返し、患者と政府から暴利を貪り続けている」ということになる。

つまり、医師たちによる「過剰医療」は、国民の健康を毀損し続けているという深刻な問題を引き起こしているわけだが、その被害はそれだけには留まらない。

過剰医療は国民の健康毀損のみならず、日本経済の衰退、ひいては日本滅亡を導き兼ねぬ程の恐ろしき日本破壊をもたらしている。

そのメカニズムは以下のようなものだ。日本の財政、ひいてはマクロ経済と日本国家そのものに及ぶ壮大な話となるので、少々迂遠となるが少し詳しめに解説することとしたい。

⑪医師たちが過剰医療を繰り返す程、国庫負担（政府支出）は拡大し続けることになる。

その金額（**介護・医療費**）は今や、**日本のGDPの一割に相当する約五五兆円**に至っている。

⑫その結果、政府は医師たちに支払う介護・医療費を「捻出」するために、必要な政府支出をカットするのみならず、国民からより多くのカネを吸い上げる「**増税**」と「**社会保険料の負担増**」**を繰り返す**ようになる。つまり日本国民は、医師たちの過剰医療行為を野放しにしてしまったツケを巡り巡って払わされることになっているのであり、自身の可処分所得が過剰医療の帰結として縮減するという憂き目にあっている。

⑬ただし、「過剰医療を重ねる医師たちを野放しにする」ことのツケはそれでは終わらない。恐るべきことに、医療費を賄うために財務省・厚労省が、医療介護費を捻出するために行った「増税」と「社会保険料の負担増」によって日本経済そのものの資金循環が滞り、**デフレ不況**が産み出されるに至った。すなわち、国民の賃金が停滞・下落すると共に消費と投資が滞り、物価が下落し続ける、という日本のマクロ経済が重篤な病理状態に陥ることとなった。

⑭こうした中、財務省は勿論、医療費そのものの縮小を試みるものの、そうした試みはことごとく「カネのために、患者の命を見捨てるのか⁉」と感情的に強烈に批判され

ることとなった。この批判は平和憲法を重視する戦後日本においては極端に激しい。その結果、**財務省は医療費そのものを抑制する規律の導入に完全に失敗するに至った。**

⑮ただしそんな中でも何とか医療費を抑制したいと考える財務省は、「財政が破綻すれば日本は破滅する」という虚構話をでっち上げ、医療費そのものではなく、医療費を含めた予算全体に**「プライマリーバランス規律」**（行政のための国債発行を禁止する規律）**というタガを嵌め、これを通して間接的に医療費の拡大圧力に対抗する**に至った。つまり、**医師たちの「過剰医療」が、政府における「プライマリーバランス規律」を産み出した**のである。

⑯ただしこの「プライマリーバランス規律」は、医療費の肥大化に対して一定の効果を発揮する効果は一部においてであるとは考えられるものの、それと同時に、**極めて深刻な副作用を日本経済、社会、国家に及ぼすこととなった**。なぜなら、この規律によって、医療費と共にあらゆる予算が削除され、**デフレがさらに悪化する**こととなったのである。しかもそれと同時に、**産業育成、防災、地方創生、科学技術振興、国防といったあらゆる国家的活動が低迷し、あらゆる側面で国力が衰弱していく局面に突入す**

ることとなった。

⑰これらの結果、日本国民の貧困格差が拡大すると共に、かつては世界トップクラスであった日本経済が凋落し、ＧＤＰは世界第二位から第四位にまで転落していくと同時に、あらゆる側面における国力が凋落していき、**極東の一貧国と言うべき二流国、三流国へと凋落**してしまうことがほぼ確実だという状況に今、立ち至ることとなった。

つまり、これらをまとめて言うと次のようになる。すなわち、

⑱『日本の医師らを中心とする医療業界関係者は、「過剰医療」というあからさまな「詐取行為」を繰り返すことを通して、社会保険料や消費税という形であらゆる日本国民から彼らの所得を吸い上げ続け、その結果、日本国民全員が貧困化し、大国日本が今や二流国、三流国へと転落し続ける事態となった』

これこそ、筆者がコロナ禍で感じた医師に対する違和感を契機として考えあぐねた結果辿り着いた、今日の日本がおかれた〈**真実の姿**〉なのだ。

少なくとも筆者は、コロナ禍の理不尽を体験するまでこの〈真実〉を一切理解していなかったし、今日でもなお、筆者の身の回りに、独自にこの〈真実〉に辿り着いた論者はいない。

とりわけ、**この〈真実〉は、一生懸命勉強して医師になり、目の前の患者の病を治したいと真面目に働く医師たちには、到底、受け入れがたいものであるに違いない。**しかし、誠に遺憾ながら、そんな真面目な医師たちの多くは、その真実に気がついていない以上、**「医療業界による国民からの詐取システム」に対する優秀な歯車の一つとして立派に貢献してしまっている**のが実情なのである（つまり、現代日本の医師たちは、好むと好まざるとに拘わらず、多かれ少なかれミシェル・フーコーが論じた「生権力」の支配下に置かれた存在なのである）。

ただし、こうした結論に対して、医師たちをはじめとしてさまざまな論者がさまざまな「そんな馬鹿なことが真実であるはずがないだろ」という観点から、反論を試みたいと考えるのではないかと思う。ついては、以下、そうした想定される反論に一つ一つ、応えていきたいと思う。

反論1「日本衰退の元凶は、医師ではなく、彼らを放置する無能な政府だ」への反論

この主張はもちろん、一面において正しい。財務省がしっかりしていれば、それ以前に政府の中枢たる総理大臣がしっかりしていれば、日本の衰退を食い止められることは間違いがない。

何よりもまず第一に、**財務省は財政において最も重要な「ワイズスペンディング」**（国益に叶う適切な予算執行、の意）**の財政規律が徹底しているのなら、今日の過剰医療を是認せず、その水準を「適正」化させているに違いないからである。**そのためにも例えば、財務省なり首相官邸なりは、公正中立な医学的知識を持つ**第三者委員会**でも立ち上げ、介護・医療費を査定し、過剰医療があればその公的支援を打ち切る、ということは、少なくとも理論の上では可能なのである。

しかし、誠に遺憾ながら、現実的にはそれは難しい。

そんな「第三者委員会」が、査定対象となる医療業界の助けなくして構成することは現実的に到底不可能だからだ。

したがって、**当該委員会の「公正中立性」の確保は現実的に不可能**なのである。事実、コロナ禍の際に政府が立ち上げた「専門家委員会」の座長が、過剰医療を徹底推進し、自らの病院経営において（少なくとも結果的には）巨大利益を得る（というよりむしろ〝貪る〟）ことに成功した尾身氏であったという皮肉な現実がその困難性を明確に例証している。

もちろん、海外の医師団に依頼するという方法も考えられるだろうが、外国人の場合は、日本の国富国益を搾取するリスクを排除することが難しい以上、それも採択困難である。

したがって、**過剰医療を適正化する仕事は、医療業界それ自身が、自らの倫理観によって完遂頂くしかない**のであり、財務省等の外部組織がその適正化を図ることは（医学知識の非対称性の問題故に）、控え目に言っても**「著しく困難」**であることに代わりはないのである。

反論2「医療費の拡大に伴う経済被害は、適切な財政運用で回避できる。だから責められるべきは医師たちでなく、適切な財政運用をしない財務省だ」への反論

この主張ももちろん、一面において正しい。財務省の責任が皆無であるはずはない。プ

ライマリーバランス規律で介護・医療費の肥大化と対峙するのではなく、過剰医療そのものが国益を毀損しているという事実を徹底的に明らかにしつつ、医療業界と正々堂々と正面から対峙し、彼らの正義を貫けばそれで事足りる。にも拘わらずそうした正々堂々とした戦いから逃走し、その戦いにおいて完敗を喫してしまった**彼らの責任は途轍もなく重い。**

しかしだからといって勿論、医師・医療業界の責任がないとは言えない。

確かに、どれだけ過剰医療が横行しようとも財務省なり政府なりが適切な財政運営を行えば、その過剰医療による国家的な「被害」を最小化することはできる。すなわち、財政論において知られる「**機能的財政理論**」という考え方に基づいて、インフレ／デフレの状況を踏まえながら国債発行と増減税、社会保険料率の増減を適切に組み合わせていくことで、過剰医療による介護・医療費が不当に肥大化した状況を前提としつつも、経済の低迷を食い止めることは可能ではある。

しかし、今日においてすら介護・医療に対する公的資金は年間五五兆円に至っており、かつ、今後も医師や病院、薬剤メーカーたちのさらなる過剰医療を野放図に許容すれば、この水準がさらに拡大し、介護・医療費が将来において二倍、三倍に至ることすら十分に考えられる。そうした野放図な過剰医療とそれに伴う国民健康被害の拡大を放置しつつ、財政的被害を最小化するような機能的財政だけはしっかりと行い続ける、という態度が政府において是認されるとは到底考えられない。

もちろん、今日のような過剰医療が既に現実のものとなってしまっているという現状を前提としつつも、その被害を最小化するための機能的財政論を適用することが政府において可能であり、かつ必要であり、急務である。それにも拘わらず、現財務省、そして現岸田政権はそうした機能的財政論に基づく財政を一切行わず、四半世紀以上におよぶデフレ不況を放置し続けているのであり、したがって彼らは徹底批判されてしかるべきである。

しかしそれでもやはり、本来的には**「過剰医療による経済被害」における最大の責任者は、医療水準の適正化を怠る医療業界**なのだ。

それは例えば、次のような話だ。

今ここに、「詐欺師」がいるとしよう。

そして、「その詐欺師を捕まえられない無能な警察」がいたとしよう。

さらには、「その詐欺による被害を補償できない無能な政府」もあわせて想定してみよう。

この三者の内、誰の責任が最も重いのかと言えばやはり、第一義的には「詐欺師」だと誰もが思うだろう。その警察や政府の無能さも責められるべきではあるが、犯罪者はあくまでも詐欺師であり、無能な警察や政府ではない。

これと同様に、過剰医療を行う医療業界と、それによる経済被害を最小化できない政府・財務省を比較すれば、この問題における**第一義的な「犯罪者」は紛れもなく医療業界であり、政府・財務省ではない**のである。

それにも拘わらず、これまで我が国では政府や財務省がさまざまな形で批判のやり玉に挙げられてきてはいるものの、医師たち、あるいは医療業界関係者たちは全く責め立てられることなどなかった。先の例で言うなら詐欺師が一切批判されず、その被害を最小化できない政府や警察ばかりが責め立てられる状況が続いていたのである。しかしそのせいで詐欺師はますます猛々しく詐欺を重ね、人々の貧困化が進行し、日本国家そのものが途上国に転落する程にまで詐欺被害が止めどなく拡大してしまったのである。

かくして**今、私たちにおいて何よりも必要なのは**（先の比喩で言うところの）**「詐欺師」たる医師・医療業界関係者たちを過不足無く、徹底批判する世論環境**なのである。

本書はまさにそうした世論環境の創出を企図して出版するに至ったのである。

反論3「医師の大半は真面目な人々だ。医師批判は是認できない！」への反論

これもよく耳にする反論である。確かに、筆者の知り合いの医師たちの多くが真面目な医師たちであり、皆が皆、患者を地獄に落として一円でも多く金儲けをしてやろうという悪意の塊のような人物である、というわけではない。

しかし残念ながら、そういう「悪意の塊」のような病院経営者や薬局経営者、介護施設経営者が**存在する**ことは、特定の固有名詞の下、耳にすることは実に多い。

さらには、仮に「患者の健康を害して金儲けのために過剰な医療をしてやろう」という明確な意図が無かったとしても、病院が組織として採択している入院病棟の**「満床を目指す」という方針に組織人として真面目に従っている医師**がおびただしい数に上るのは事実だ。先に紹介した筆者等が行ったアンケート調査でも、患者の健康を度外視して、兎に角ベッドが空いているなら可能な限り満員にさせていこうとする意図が存在する病院に少なくとも六割以上もの医師が勤務しているという実態がある。言うまでもなくそうした医師は多かれ少なかれ実際に、そうした医療判断を行っていることであろう。さらに言うな

ら、各大学の医学部が構築している標準治療法（プロトコール）それ自身が、現在の医療業界を席巻する「専門医主義」や「ビジネス主義」の影響を受けていないとは到底考えられないだろう。

そうである以上、**悪意無く真面目に勤務する医師たちの責任は皆無なのだ、とは、残念ながら言い難い**のである。

こうした問題を哲学的に考察し、そうした「組織人」の責任は決して免責し得ないのだという結論を導き出した事例として有名なのが、哲学者ハンナ・アーレントの『**エルサレムのアイヒマン**』だ。

アイヒマンとは、第二次大戦期のナチスドイツの高級官僚であり、ユダヤ人ホロコーストの中心的施設であったアウシュビッツ等へのユダヤ人輸送行政の責任者であった人物だ。戦後、彼を裁く裁判が行われたのだが、彼にはユダヤ人に対する殺意や虐待の意図はなく、ただ粛々と、ドイツの国内法に官僚として**真面目に従っていたに過ぎぬ人物**だった。それ故彼は無罪を主張したのだが、最終的に、その彼が従事したユダヤ人輸送行政によっておびただしい数のユダヤ人が命を失ったことを鑑みて、有罪となり「死刑」となった。アーレントはこの判決を導いた裁判長の論理は完全に間違っていると否定しつつもそれにも拘わらず、やはりアイヒマンは「死刑」に処すべきだと論じた。そしてその理由は、ユダヤ人虐殺は個々の官僚個人に責任があるのではなく、ナチスドイツという集団そのものに責任があるのであり、そして、**そのナチスドイツの一員であったという一点において、その主観的意図の内実に拘わらずアイヒマンは責任を免れ得ない**のだと論じている。

この議論を本件に該当させるとするなら、「日本の医療業界」における、とりわけ人命に直接関わる各種の専門領域が「組織」として過剰医療を行い、日本国民の健康を毀損させると同時に、大量のおカネを詐取し日本全体を衰退させている以上、その一員である**個々の医師には、その意図や認識の有無に拘わらず、それぞれの専門領域が抱えている組織的な罪過の軽重に対応した「罪」を背負っている**ということになる（無論、人命に直結するか否か、国費による医療負担額の多寡やその医療による被害の多寡等によって「量刑」の度合いは異なる。ただしそれでもなお、いかなる医療行為であっても患者の健康と幸福に直接的に関わるものである以上、さらにはそこに国民全体の幸福に拘わる国費が投入されている以上、後述するように明確に自らの責任の構造を意識し理解し、それに対処する配慮を前提として診療にあたっておられるケースを除けばやはり、多かれ少なかれ何らかの罪を背負っているということになる)。

　したがって、仮に医師でありながらもその「罪」を減ずることを望む者がいるとするなら、少なくとも日本の医療業界それ自身がそういう「罪」を犯していることを認識し、個々の医師としての意志決定において、**可能な範囲でそうした「罪」を緩和せんとする「意図」を持つ「責任」を背負っている**のである。

　ただし、こうした種類の「責任」は何も、医療業界の従事者に課せられた特殊なものなのだというわけでは決してなく、至って一般的なものなのだ。例えば「財務省」の役人は言うに及ばず、実態経済や文化や社会を破壊し続ける「**金融業界**」の人々も同様の罪過を背負っている。大量の交通事故死を産み出し、モータリゼーションによって地域社会や文化を破壊し続ける「**自動車業界**」の人々も同様だし、自然を破壊し、地域の文化的生態系を破壊する巨大インフラに携わる「**建設業界**」も同様だ。

　したがって、医療従事者と同様、業界全体として大きな破壊をもたらしている業界に従事する人々は、自らの業界がもたらしている公的被害の内実を過不足無く認識し、その緩和を目指す「**責任**」を**自覚**することが求められているのである。

　こうした精神的態度と認識を持つことこそ、それぞれの業界で求められる「**職業倫理**」

の根幹なのである。こうした「職業倫理」は、当該業界がもたらす公益の理解に基づいて形成される「矜持」と共に、各業界に従事するあらゆる人々がそれぞれに持たねばならぬものなのである。医師たちもまたその例外ではなく、その責任から免れ得ないのだということに過ぎないのである。

反論4「何が適正な医療で、どこからが過剰医療なのかなんて一概に決められない。だから、過剰医療批判はナンセンスだ」への反論

一見合理的で理性的な主張に見えるこの意見は、実はよくよく考えればこれほど「不道徳」で「不埒」な主張はない。

この意見を突き詰めれば、最終的に我々はあらゆる治療行為を批判することを禁止せざるを得なくなると共に、あらゆる治療行為についての反省が消滅することになる。それは結局、「よりよい治療行為」なるものを目指したあらゆる努力が不要であると主張することに等しい。もちろん、適正医療が何かを言い当てることは容易ではないし、病院によって、医師によって何が適切かは微妙に異なることであろう（すなわち、標準治療法＝プロトコールは医局によって異なるのが一般的である）。

しかしだからといって、「何でも有りだ」とはならないのである。

だから医療業界は、「適正医療」とは何なのかを誠実に探求し続ける責務を負っているのである。

そして言うまでもなく、その「適正医療」を決定するにあたっては、「兎に角満床を目指すべし」と言うような、**病院経営のビジネス、金儲けの視点は、絶対に混入してはならない。**さらに言うなら、特定の健康リスクや病の治癒だけを考える専門医的な**「視野狭窄」な態度でなく、「患者の心身を含めた健康、幸福を全体的に見据える態度」**が絶対的に必要だ。

なお、この手の批判は「コロナ禍」のときの自粛水準を巡る議論において頻繁に繰り返されていた。

自粛には有効性と副作用があるのだから、過剰自粛は回避し、適正水準を目指すべきという、いわば「当たり前」の主張を筆者が展開していたところ、

「コロナは未知のリスクなのだから、過剰自粛等というのはあり得ない。最悪を避けるために、徹底自粛が必要だ」

という批判に何度も何度も晒された。

確かにそれが完全に「**未知**」のリスクであり、かつ、国家に深刻な事態をもたらし得る可能性すら想定される状況であるならば、そうした議論には十分な合理性がある。

しかし、死亡率（罹患した際に死亡する確率）が二％程度、若年層においてはほぼ〇％（あるいは、完全な〇％）であるという情報が「**既知**」となり、かつ、自粛せずとも実効再生産数が一を下回っているということが「**既知**」となっている状況では、徹底自粛を行うという社会政策は明らかに「過剰」だと判断せざるを得ない。そうした判断を放棄してまで徹底自粛を主張する（例えば、西浦氏はまさにそうした主張を繰り返していた）のは、コロナリスクだけを見据える視野狭窄で不条理な態度だと言う他ない。

過剰医療による経済財政被害を軽減するための「診療報酬の価格の引き下げ」は愚策

それではこの過剰医療問題を緩和、回避するために、一体、どうすれば良いのだろうか？

この問題は、あらゆる近代国家における中心的問題であったであろうし、各国がさまざまな解決方法を見いだすべく努力をしているところである。

したがって、この点については、これからのさまざまな議論や試みを重ねていくことが必要であるが、ここでは最後に、そうした取組のあらましを、考えることといたしたい。

なお、その前に、今、政府、とりわけ財務省が進めようとしている**「診療報酬の価格引き下げ」が愚策に過ぎない**ということについては改めてここで指摘しておきたい。

政府は、診療報酬を二年に一度ずつ改定しているが、その中で財務省は、病院の利益が不当に高くなっているということを理由に、診療報酬の「単価」（つまり、特定の医療行為の公定価格）を「引き下げる」べきだと主張している。

しかし、こうした取組は全くもって近視眼的で視野狭窄で、かえって事態の悪化を招く最悪の主張に過ぎない。

そもそも、病院が不当な利益を上げているとすれば、それは、不当かつ過剰な診療行為が繰り返されているからで、必ずしも「単価が高い」ことが原因ではない。

繰り返し本章でも確認したように、民間病院は「経営」の観点から、診療頻度や治療内容、投薬の数や種類を拡大することを通して過剰な利益を上げるという「ビジネス行動」

を取っている。そういう風潮をそのままにしておいて、単価だけ引き下げればどうなるかは火を見るよりも明らかだ。

すなわち彼らは、単価が引き下げられたという条件下で、何とか「利益」を確保しようとして、過剰医療の程度をさらに激化させることになるのである。つまり、単価が引き下げられれば、それに対応するために「薄利多売」が展開されるようになり、ただでさえ「過剰」な医療行為が、さらに「過剰」なものとなり、国民の健康はさらにさらに医師たちによって毀損されていくことになる。つまり、**単価の引き下げは、過剰医療抑止の点から言って完全なる逆効果を導く**のである。

したがって、**財政当局、そして厚労省は、単なる「単価引き下げ」ではなく、診療頻度、診療内容そのものの「過剰性」を排除し、「適正化」する努力をせねばならない**のである。

過剰医療は「不正義」でありその回避は「正義」であるという「医療倫理」の強化

では、診療頻度、診療内容そのものの「過剰性」の排除と「適正化」のために必要なものは一体何なのだろうか？

この問いに対する回答として、最もシンプル、かつ、強力な効果を持つものはやはり、**「医療倫理」の強化**である。

すなわち、医師一人一人が、医療における個々の意志決定において、病院や自分自身の利益（金儲け）に対する配慮を倫理的視点から徹底的に排除することが必要不可欠なのである。そしてそれと同時に、その医療行為が如何に専門的なものであったとしても、特定分野の特定の病の治療が個々のその医療行為の目的なのではなく、あくまでも**患者個人の総合的な健康と幸福に貢献することこそが、その医療行為の目的なのだという倫理的な認識**を持つことが必要不可欠なのである。

したがって、特定の診療行為を図る場合、患者のトータルとしての健康、そして幸福の最適化、最大化を企図して、当該の病のリスクが多少残されたとしても、その方がトータルとしての健康、幸福にとってより望ましいのではないかと判断されるなら、治療をそこで「止める」ことが得策となる。当該の病のリスクのことだけを考えれば「一応念のため、やっておいた方がいいだろう」ということでも、それによって意図せざる副作用が生ずることにも配慮し、治療を止めるわけである。

そうした態度があれば、例えばコロナであれば「一応念のため、外出は控えておきましょう」だの「若いから基本問題ないと思いますが、一応念のため、ワクチンを打っておきましょう」なぞというようなアドヴァイスはすべて排除されることになり、過剰医療が、医師の主体的な倫理的判断によって抑止されることとなるわけである。

「寿命」そのものでなく「健康寿命」を重視する医療への転換

一方で、患者側もまた、過剰医療の温床となっている「延命」治療に対する認識を抜本的に改める必要がある。

本章でも振り返った**「生命至上主義」**が我々の精神の内に根付いてしまっている限り、患者の幸福、あるいは、ＱＯＬ（Quality Of Life：生活の質）を度外視した、機械的な**「延命治療」**が途絶えることはない。

我々が生命至上主義者であれば、医師側が患者の幸福やＱＯＬに幾分なりとも配慮した判断を行った途端に、彼らが患者の遺族側から「人殺し!!」と糾弾されるリスクが生ずるからだ。そうしたリスクがある以上、医師はリスク回避の心情から常に、「延命治療さえやっておけば訴えられはしないだろう」ということになり、延命治療が蔓延することになる。

したがって、「本人や家族を含めて誰も望んでなどいない延命治療」という過剰医療を回避するためには、医療界とは異なる言論界のど真ん中で反・生命至上主義運動を旺盛に展開していかねばならないのである。

すなわち、言論の場において、我こそが正義であり倫理なりというタテマエを振りかざす生命至上主義こそが、**欺瞞と偽善に満ちた悪しきニヒリズム＝虚無主義の権化**なのだという真実を徹底的に暴き出していくことが必要なのである。そもそも生命だけが至上であるなら、それ以外のあらゆる真なるもの、善なるもの、美しきものの価値が、苦痛に満ち満ちた末期医療患者の刹那の延命の価値よりも劣るということになり、それ故、あらゆる真善美が永遠に否定され続けることになる。

こうした議論を積み重ねることがもしも我が国においてできるのなら、その国民的理解の必然的な帰結の一つとして、延命治療の「過剰性」が社会的に深く共有認識され、過剰医療が回避される道が開けることとなる。

そしてそうした議論において重要となるのは、「生き様は死に様」そのものであり、「死に様は生き様」であるという認識だ。そうした認識があれば、「尊厳ある生」のためには「尊厳ある死」がなくてはならぬという認識もまた、社会的に共有され、**「尊厳死」**を巡る成熟した議論が社会的に共有されていくこととなる。

そしてこうした議論を通して、例えば、苦痛だけに満ち満ちた「生」には、「至上なる価値」が宿るとの主張は軽々に正当化され得なくなり、死に至るまさにその瞬間まで人格的「尊厳」が片時も失われ得ぬ生、すなわち、**「尊厳ある生」、そしてそれを裏打ちする「尊厳死」を徹底支援するための医療行為**が、末期において展開されなければならないのである。

例えば筆者が若い頃に留学していたスウェーデンでは、公的医療制度が財政的に破綻しつつあった八〇年代、末期医療のあり方が国民的に徹底的に議論され、「尊厳ある生」のためには、我々人間は自らの体軀と意志で自らの生命を維持させ続ける状況が保持されていることが必要であると結論付けられたという。そして、「食べられなくなればそれは死を意味する」という認識が社会的に共有され、日本では頻繁に行われている胃瘻手術（経口でなく、直接胃瘻という装置から胃に食料を注入する）が回避されるようになった。それと同時に、「寿命」そのものではなく**「健康寿命」**を延ばすためのさまざまな努力が重ねられるようになった。そして、今日では「寝たきり老人」という存在が国家的に存在しなくなる状況に至ったと報告されている。

こうした先例が、我が国の今後の尊厳死、すなわち、尊厳有る一生涯を保障する医療のあり方を考える上で、大いに参照されんことを期待したい。

公的病院シェアの拡大と医師の公務員化

ただし、繰り返すが、そうした国民的世論が成熟するまでの間は、医師たちの「過剰医療の回避」行為が、患者から訴えられるリスクを惹起することは避けられない。その結果、単なる訴訟リスク回避のため「だけ」に過剰医療に走る医師の出現を回避することもまた、難しかろうと思われる。しかも、先に指摘した「医療倫理の強化」は、多くの医師・病院において実務的に大きな効果を持ち得るものであったとしても、倫理を意図的に度外視し確信犯的に過剰医療を繰り返す医師・病院に対しては有効性を持ち得ないという弱点もある。

こうした点を鑑み、やはり、**過剰医療が生じ得ない制度の構築**もまたもちろん、必要不可欠なのである。

そして、そうした制度的な解決策の代表的なものとして挙げられるのが、**「公立病院の拡大」**と**「私立病院の規制」**、そしてそれを支える**「医師の公務員化」**だ。

日本では、公的病院は全体の二割程度に過ぎないが、**欧州各国**（例えば、イギリスやフランス、ドイツ等）**では、少なくとも半分程度、多い国ではその大半が公的病院**だ。そしてそうした公的病院は、「利益の最大化」を目指す傾向が民間よりも格段に低いことが一般的であり、したがって、過剰医療の温床とはなりにくい。

一方、アメリカは日本と同様に、民間病院が主体であるが、そうした国々は少なくとも先進国では希なケースだ。しかも、そのアメリカでは日本のような「国民皆保険」制度ではないため、医師が過剰医療をやろうとしても、その多くのケースにおいて患者の支払いが超高額となるため、患者自身がそれを拒否するという「市場メカニズム」が働く。一方で日本の場合は、七割から九割が国庫負担であり、患者自身が過剰医療を拒否するという市場メカニズムが働きづらく、アメリカよりも過剰医療がだらだらと継続しやすい。

こう考えると、国民皆保険であり、かつ、民間病院が主体の日本の医療環境は、あらゆる領域で過剰医療の温床が提供されているのである。だから、抜本的な状況改善を目指すのならば（その実現は無論決して容易いものではないとしても）、公的病院数を拡大すると同時に民間病院を縮小する取組は効果的な「理想的」取組となるのである。

あるいは、保険料等の国費が投入されるあらゆる病院の医師を「公務員」の立場にし、報酬内容によらず労働時間のみに応じて定額の賃金が支払われるようにする、という方法も考えられる。こうすれば、医師側にビジネスの理由で過剰医療を拡大しようとする動機がなくなるため、過剰医療問題は一気に解消することとなろう。

ただしそうなれば、賃金が診療内容とは無関係となるため、「サボタージュ」（いわゆるサボり）が拡大することも懸念されるため、医療行為はあくまでも所得のためでなく患者の健康と幸福のためにあるとの医療倫理を強化していくという取組もまた、あわせて必要となるだろう。

もちろん、以上の取組はこれまでの経緯から考えて著しく難しいものである可能性が高い。したがってそれらが仮に難しいとするなら、より実現可能性の高い取組として、『政府による保険料負担を、**患者に対する「事後還付」の形**にする』という方法がある。基本的に、患者の負担、政府の負担の金額は全く現状と同じだが、今は、患者は一割ないしは三割の費用負担を病院に支払い、残りの九割、ないしは七割については病院が政府に請求する、というプロセスになっている。これを一旦全額を患者が病院に支払い、その後に政府負担分を患者本人が政府に請求し、事後的に還付して貰うというプロセスに変更するわけである。これをするだけで、患者個人がその医療にどれだけの負担がかかっているかを明確に認識することとなり、過剰医療に対する強力な心理的抑止力が働くことになる。この制度改変だけでもさまざまな困難を伴うものと思われるが、基本的な支払い構造には代わりがないため、上記の公務員化や公的病院化の取組よりも圧倒的に実現容易性は高いであろう。

また、「**薬価**」に関しても、**国際標準に準拠した柔軟な改定**が可能となるなら、ビジネス目的で大量の薬品を患者に提供するという行為も最小化できるということも期待できるであろう。一方で、そうして製薬メーカーの利益が縮小し、それによって薬剤についての開発投資が縮小することがあっては、日本の製薬メーカーの国際競争力が低迷し、それが国益を毀損することとなる。そうした事態を回避するためにも、日本の製薬メーカーの技術の「公共性の高さ」を鑑み、**開発投資における政府負担分を抜本的に引き上げる**という方法も考えられよう。

勿論、以上のような医療報酬を巡る抜本的改定には膨大なステークホルダーが絡んでいることから、それらが一朝一夕に進むとは考え難い。とりわけ、薬価の調整は政治家たちに委ねられており、その政治家たちに、昨今話題になっている凄まじく多額の政治献金やパーティー券購入料を提供しているのが医療業界、製薬業界であるという構図があり、これによって薬価の適正化が不可能となっているという構図がある。この腐敗構造の適正化の取組の主体は、この構図の中で大量のカネを受け取っている政治家たちでなければならない、というところに、この問題の重大な困難性がある。

しかし、本章で指摘した「過剰医療」の問題が、国民の健康水準のみならず、国家の衰退や**「滅亡」**にまで絡む深刻な問題であるという認識が社会的、政治的に深く深く共有されれば、こうした大改定は、国民的意志の発露として自ずと進展していくに違いない。

そもそも医術は仁術なのだ。

そうである以上、仁術である筈の医術が国家の衰退や滅亡を導いている構図をあからさまに認識した**心ある医療関係者たちが自らの良心にかけて、その「過剰」なる医療の過剰性を構造的に抑止せんがための仕組みを自ら模索し始めるに違いないのだ。**後はあらゆる日本国民が、そうした医療関係者の良心に最大限の敬意を払い、彼らの過剰医療を克服せんとする自発的取組を、全力で支援差し上げればそれでよいのである。

浜崎洋介

人間のための医療か、医療のための人間なのか？

「過剰医療」批判序説

昨今のコロナ騒動でも明らかになったように、今、私たちの「生」を閉じ込めているものの一つに「過剰医療」の問題がある。では、その問題の起源には何があるのか？　システムと人間との関係を考える、現代医療システム批判。

現代日本における「過剰医療」の構造

現代日本の「医療システム」の歪みを考えようとしたとき、森田洋之氏（医師・医療ジャーナリスト）の『日本の医療の不都合な真実——コロナ禍で見えた「世界最高レベルの医療」の裏側』（幻冬舎新書）は必読だと思う。森田氏は、さまざまな統計データを示しながら、医療業界が先導したコロナ自粛がいかに不条理なものだったのか、あるいは、世界の医療政策に比べて、日本の医療政策がいかにいびつなものになっているのかを説得的に論じている。

なかでも私が教えられたのは、日本の「過剰医療」の問題が、「老人医療費無料化」という福祉政策（政府・公）と、それを担う約七割の「民間病院」（市場・私）との間の接合の悪さ、それゆえの矛盾に起因しているという指摘である。

「民間病院」が増えていった理由について、森田氏は、次のように説明する。

「敗戦後の日本では、戦争で荒廃した国土に医療機関を急速に整備することが重要な課題でした。その大部分を担ったのが、迅速な意思決定とスピード感を持った『民間病院』です。１９７０年代の老人医療費無料化のあと押しもあり、結果として１９８０～１９９０年代には日本の病床数は世界でダントツとなり、同時に医療の提供量と医療費も急増することになったのです」（『日本の医療の不都合な真実』幻冬舎新書）

しかし、そうなると、国及び財務省は、高齢化と老人医療費無料化によって天井知らずで伸び続ける医療費に次第に恐怖を感じ始める。とはいえ国に「民間病院」に対して、「病床を減らせ！」と直接に命令を下す権限はない。となれば、残された医療費抑制の手立ては、「診療報酬」（診療一回に対する収益）の引き下げしかないことになる。こうして、「診療報酬改定率」は、一九九七年頃から一貫して引き下げられ続けてきたのである。

けれどもその一方で、診療報酬の引き下げに即して、病院の維持管理費や医療従事者の給与を簡単に下げられるかというとそうではないし、また、病院を建て、高額な医療機材を購入した「民間病院」の借金が消えるわけでもない――実際、日本の病床数は世界一位（米英の約五倍）であり、CT・MRIの保有台数も世界一位なのだ――。そこで病院は、収益維持のためには受診回数で稼ぐしかなくなり、より多くの患者獲得と「満床」を目指して奔走し始めることになる。要するに、医療の「薄利多売」というわけだが、その結果として、日本は世界に類を見ない「過剰医療大国」となってしまったのだった――外来受診者数は世界二位（北欧諸国の三〜四倍）であり、入院患者一人当たりの平均入院期間数は世界一位である――。

そして、その何よりの証拠が、森田氏自身が、「医師を続ける気が失せるほどの衝撃を受けた」というデータ――都道府県別の病床数の増減と、一人当たりの医療費の増減との相関を示す全国の統計データである。それは〝病床が増えれば増えるだけ、入院患者が増えている〟という事実を、あるいは、〝病床数に合わせて病人が作られている〟とでもいったような疑惑を示している。

しかし、ここまでくれば、人間のために病院があるのか、病院のために人間が提供されているのかが分からなくなってくる。現代の産業社会批判で有名なイヴァン・イリイチは、「〔産業社会の〕ある企図が〔多元的な人間生活の自然な〕規模の一点を超えて成長すると、まず、もともとそのためにその企図がなされた目的を裏切り、さらには急速に社会自体の脅威と化す」、そして、それが一定の「限界をこえれば、社会の全般的な校舎化・病棟化・獄舎化が現れる」（『コンヴィヴィアリティのための道具』渡辺京二・渡辺梨佐訳）と指摘していたが、その点、現代日本の医療とは、先般のコロナ騒動を見ても分かるように、「社会の全般的な校舎化・病棟化・獄舎化」の兆候を如実に示していると言っていいだろう。

かつて医療は、その「自然な規模」の限界内にあって、私たちの人生を支える貴重な手段であった。が、今や病院は、治療のためというよりは延命のために、チューブ管や、人工呼吸器や、人工透析装置などを駆動し続けなければならない場所に、あるいは、およそ八割の日本人にとっての「死に場所」に、私たちの「死」を管理する檻のような場所に変わってしまったかのように見える。

だが、これは医師個人の問題ではない。それは自動機械と化した医療システム全体の問題であり、最終的には、私たち日本人の「死生観」をめぐる問題である。

「世界宗教」となった近代医学
――その過剰な「生権力」について

それでは、いつから医療は自動機械と化していったのか？　そして、その自動機械が求め続けられている理由とは一体何なのか？　あるいは、先進諸国のコロナ対策――ロックダウンや社会のリモート化――を徹底的に批判したイタリアの思想家ジョルジョ・アガンベンの驥尾に付してこう言ってもいいかもしれない、――いつから、そして、なにゆえ人々は、精神的な生＝情感的で文化的な人生（bios ビオス）から、身体的な生＝純粋に生物学的な剝き出しの生（zoê ゾーエー）だけを分割し、その統治を目指そうとしたのかと。

むろん、その際に真っ先に参照されるべきは、アガンベン自身が、そこから己の思想的主題を見つけ出すことになるミッシェル・フーコーの思想——特に、その生権力と医学との関係を綴った『臨床医学の誕生——医学的まなざしの考古学』（原著一九六三年）であろう。

フーコーによれば、近代医学における〈生かす権力〉は、流行病に対する政治意識の変化によって医学の「知」が再編される一八世紀末～一九世紀初頭に現れはじめたものだとされるが、それはコロナ騒動を潜った今こそリアルに問われるべき主題でもある。

目に見えないウィルス感染を阻止するには、それを集団現象として追跡するための全国規模での監視体制及び国家による社会介入が必要となるが、それが、それまでは主に貧救院や施療院に限定されていた医療行為を社会空間全体へと一気に拡大させていく契機となったのだった。

以降、医学の「知」は、社会構造それ自体と深く結びつきながら、〈病を消滅させれば社会はその健全さを取り戻す〉という神話の下に、人々を「人口」（集団的動物）として効率的に管理するための技術、いわゆる「生権力」として整えられていくのである。そして、そのとき、個別具体的で多様な文脈を担って生きられていた文化的「生」（bios ビオス）は、医学的な「まなざし」によって一元的に捉えられた生物的な「生」（zoê ゾーエー）

へと還元され、そこに規範的人間科学が打ち立てられたのだった。

とはいえ、一定の〈規範＝権力＝抑圧〉のない社会があり得ないことを考えれば、問われるべきは「権力」の有無ではない。むしろ、見定められるべきは、その「権力」が、私たちの生を裏切って暴走するその瞬間であり、さらには「権力」がプラグマティックな意味範囲を超えて肥大化していってしまうその理由である。

実はフーコーは、それを考える手掛かりも与えている。


「聞くまなざしと語るまなざし。臨床医学の経験は、ことばと光景との間の一時的平衡状態をあらわす。この平衡は危っかしい。なぜならば、それは一つの恐るべき仮定の上に立っているからである。すなわち、すべての可視的なものは陳述可能なものであり、それは完全に陳述可能だからこそ、完全に可視的なのだ、という仮定である。〔中略〕しかるに、臨床医学の思考の枠ぐみは、この仮定に対して完全な首尾一貫性を持っていない。したがって、可視的なものを、余すところなく陳述可能なものの中に還元しうるという考えは、臨床医学においては、根源的に原理というよりも、むしろ一つの要請、また一つの限界であるにとどまる。完全な被記述性という地平は現前していながら、遠くしりぞいている。それは基本的な概念的構造であるよりは、はるかに多く、ある思考上の夢なのである。」（『臨床医学の誕生——医学的まなざしの考古学』神谷美恵子訳、みすず書房、傍点本文）

この近代医学における〈可視的なものはすべて記述が可能である〉という「仮定」、あるいは、その近代主義的な「要請」と、決して記述には還元しきれない現実の身体とのズレ。このズレは、まさしく、コロナ騒動のドタバタを引き起こしたものと同じだろう。ウィルスを可視的なものと見做し、その感染経路を記述し尽くし、それを完全に管理しようとすればするほど、その「要請」によって排除されたのは、ウィルスそのものではなく、むしろ私たち自身の身体とその生活だったのではなかったか。要するに、近代医学が目指す「完全な被記述性という地平」とは、文字通りの「思考上の夢」であり、近代主義の錯覚＝イデオロギーだということである。

と同時に、ここで決定的に重要なのは、その近代医学のまなざしが、〈屍体空間＝病理解剖学〉を媒介として成立していたことを指摘するフーコーの言葉である。現実の臨床＝目の前で生きている人間の診断においては、諸症状の交差や個人差のために乱されがちな医学的なまなざし（病の記述）は、しかし、屍体においては一定の形と法則を得て可視化され、目に見えるモノとして整序される。つまり、現実に動いている人生（bios ビオス）から、医学的な生（zoê ゾーエー）を分割する作業において、決して動くことのない「屍体」こそが、〈人間科学のモデル＝典型的模型〉の役割を果たすことになったのである。

むろん、「模型」に頼るのは医学に限った話ではない。科学において一定のモデルを使うことは、時間的持続（無限性＝複雑性）を分割された空間（有限の数字＝分析可能性）に還元するのに必須の手続きである。だが、「模型」への過剰な依存は、まさにエーリッヒ・フロムの言う「ネクロフィリア」（『悪について』）――動かぬ屍体に魅惑されること＝透明になり切らない「生」への憎しみ・ルサンチマン――を呼び起こさないとも限らない。不透明な現実を数量化し、抽象化し、物象化し、合理化し、機械化し、官僚化すること。そのシステムへの意志によってあらゆるリスクを計算可能性のなかに囲い込み、現実を見透そうとすること、そんな管理主義の過剰と、その野蛮を誘発しかねないのである。

しかし、それなら、近代医学が「要請」する「完全な被記述性という地平」（管理への欲望）の背後には、宗教的共同体と伝統とを失い、人生の形＝型を見失い、どうやって「死」を受け入れればいいのかが分からなくなってしまった近代の不安と、その不安の抑圧への意志が潜んでいると言うべきではなかろうか。

例えば、『脱病院化社会――医療の限界』（原著一九七六年）のなかでイヴァン・イリイチが描き出していたのは、宗教改革以降、不気味なものと化してしまった「死」に、改めてその方向性を見出し、「異常な死」（病死や事故死）から「自然死」（正常な望ましい死）を区別し、その権利を皆に平等に分け与えようとする近代医学の宗教性だった。イリイチは言う、「工業の優位は、最も伝統的な団結の絆を分裂させ、しばしばばらばらにしてしまう。〔その一方で〕工業化された医療の非個人的な儀式は人類一体の代替物をつくり出す」、「死の医療化によって、健康ケアは一体化した世界宗教になり、その教義は義務教育で教えられ、その倫理的ルールは環境の官僚主義的再編成に適応される」（金子嗣郎訳、〔 〕内引用者）だろうと。

こうして、一八世紀末に登場し、一九世紀にその基盤を整え、二〇世紀に全盛を迎えた〈近代医学＝世界宗教〉は、二一世紀の冒頭、あのコロナ対策において、そのカルト性を遺憾なく発揮することになったのだった。コロナ死は「自然死」の権利を奪われた「異常な死」として処理され、それと闘う医療関係者は聖人のごとく崇められ、医者の言うこと――三密の回避、マスク着用、ワクチン接種、新しい生活様式――に従うことは、あたかも教会の教義学に従っているかのような敬虔さを帯び、コロナウィルスと闘うためなら、鬱になろうと神経症になろうと、それも必要な犠牲だと見做されたのである。人々は、家族と共に生きる時間を捨てても、病院に収容されることを望み、結果、自動機械の「家畜」となり果ててしまったかのようだった。

コロナが猛威を振るっていた二〇二〇年四月一九日、ジョルジョ・アガンベンは、スウェーデンの公共ラジオのインタビューに対して、こう答えていた、「イヴァン・イリイチはこの〔文化的ビオスと、生物的ゾーエーとの〕分割に対する近代医学の責任を示しました。〔…〕この抽象が近代科学によって、身体を純然たる植物的生命状態に維持できる蘇生諸装置を通じて実現されたものだということが、私にはよくわかっています。人間が純然たる植物的生命状態で維持された場はこれ以外にかつてひとつしかなく、それがナチの収容所だと指摘しておく必要があるでしょうか?」(『私たちはどこにいるのか?』高桑和巳訳)と。

「自分の死」を守ること
――自動機械化するシステムに抗して

　ところで、「闇を払うこと」は、本当に寿ぐべき「進歩」だと言えるのだろうか。なるほど、Enlightenmentが「啓蒙」（蒙を啓く）と訳されるように、それは確かに、私たちの心から「闇」のなかを手探りで歩かねばならない怯えや恐怖を一部取り去ってくれたのは事実である。

　が、それでも「闇を払うこと」と「闇を払いきれると信じること」とは違う。前者は、闇が払いきれないことを分かった上で、それでも光へとにじり寄ろうとする人間の営みを示している。が、後者は、むしろ闇への感受性を失くしてしまった人間の傲慢さを示している。

　そして、その傲慢さは、そのうち、人間最大の「闇」であるところの「死」をも払いきれるのだとうそぶき始めるにちがいない。いや、それはすでに現在進行形の妄念だと言った方が正しいだろう。シンギュラリティ論で有名な未来学者は言う、「バイオテクノロジーとナノテクノロジーの革命が完全に現実のものになれば、実質的にはあらゆる医学的原因による死をなくすことができると予想される。非生物的存在になっていくにつれて、われわれは『自分をバックアップする』方法を手に入れ、たいていの死因は取り除けるようになるだろう」（レイ・カーツワイル『シンギュラリティは近い』井上健監訳、ＮＨＫ出版）と。

しかし、ハイデガーに言わせるまでもなく、〈闇＝死〉を引き受けることのできない人間とは、目の前のシステム（道具連関の世界）から抜け出せず、己の「存在」（〜があるという事実）や、「運命」とも出会うことがない人間である。自分自身を含めて、すべてを取り換え可能な道具のように見做す彼らにとって、取り換え不可能な実存が身に帯びる「勇気」（人生における一回限りの賭け）や、「生き甲斐」（他者に譲れぬ規準）といった言葉は意味の通じぬ死語となる。そこでは、自分の人生から切り離された器官や臓器の機能だけが延々と議論され、それらの道具を生かすためだけの延命が至上価値とされる。

かくして、道具存在に囲い込まれた頽落存在態は、自分自身の「生」をも、親しい隣人との関係によってではなく、より高い学歴と医師免許を持った赤の他人＝専門家との関係によって処理することになるだろう。が、それは決して私の被害妄想ではないはずだ。あのコロナ騒動において、多くの日本人が見せたのは、自分自身の生き方＝死に方を捨ててもなお、単なる専門家（八割おじさん）の言葉に唯々諾々と従う姿だったのである。
最後に私は、一つの生き方＝死に方をめぐる逸話を引いておきたい。歴史家のフィリップ・アリエスが、「患者と家族と医者」（『死と歴史――西欧中世から現代へ』伊藤晃・成瀬駒男訳、所収）のなかで紹介している、キリスト者＝ド・ダンヴィル神父の最期の姿である。

「彼は白血病に冒されていたが、自分の症状を完全に自覚し、勇気と明敏さと心の安らぎとをもって死が近よるのを見、彼が送られた病院のスタッフに協力した。彼の治療を担当している教授によって、患者の絶望的な状態を考慮して、延命のための〈大がかりな〉医療は何ら行わないことが決められた。ある週末の間に、一人のインターンが彼の病状が悪化するのを見て、蘇生のために彼を別の病院に移させた〔権力〕。そこでひどいことになった。私が彼に最後に会った時は、殺菌された部屋のガラス越しにインターホンでしか話しかけられぬ状態であったが、彼は手押し台式ベッドに横たわっていた。鼻孔には吸入管が二本さしこまれ、呼気管が口をふさぎ、何か判らぬ強心用の装置がつけられ、一方の腕へは持続注入が、他の腕へは輸血がなされ、片足には人工透析装置への接合器がつけられていた。〈君が話せないのは判っているから……私、付添って、ここにしばらく君といるよ……〉その時、ド・ダンヴィル神父がくくられた両腕を引っぱり、呼気マスクを引離すのを見た。彼は昏睡状態に陥る前に、私に最後に何か言ったが、それはこんなことだったように思える。〈自分の死を人にとられてしまってなるものか〉」(「 」内本文)

若いインターンだけが悪いわけではない。彼は、詳しい事情を知らぬまま、目の前の状況に応じて患者を助けようとしただけの、一人のどこにでもいる医者の卵でしかない。が、病院を替わってしまえば、もはや患者と担当医との間にあった個人的信頼関係は意味を失う。「延命のための〈大がかりな〉医療は何ら行わない」という約束は効力を失くし、その後に展開されたのは、自動機械と化した医療システムによる生の徹底管理だった。そして、そこに出来したものこそ、ほかならぬ「剝き出しの生」、つまり、〈生き方＝文化〉と呼べるものを悉く剝ぎ取られた「純然たる植物的生命状態」だったのである。

しかし、だとすれば私たちは、ド・ダンヴィル神父のように、「自分の死」を、自動機械と化した医療＝管理システムには譲り渡さないという強い覚悟を、つまり、自分の人生が単なる生物的な「生」には還元し切れないという「文化」への確信を持つ必要があるのではないか。システムから「自分の死」を守らねばならぬとは……、まるでカフカの描く不条理世界のようだが、いずれにせよ、その覚悟がない限り、私たちは医療システムの「過剰」を是正することはおろか、私たち自身の人生さえ守り通すことはできまい。「過剰医療」による「生」の剝奪——文化破壊——、それは二一世紀の現実になりつつあるように思われる。

ウイルス学者から見たコロナ対策の異常さ

宮沢孝幸

専門家会議も政府も、杜撰なＰＣＲ診断、危険なワクチン接種を漫然と続けた。その罪は重い。

私の研究経歴

私は一九八四年に東京大学理科Ⅱ類に入学し、一九八六年に農学部畜産獣医学科（現在の獣医学科）に進学しました。私のウイルス研究は一九八七年に始まりました。畜産獣医学科に在籍しながら、東京大学医科学研究所の速水正憲助教授（現・京都大学名誉教授）の指導のもとで研究したのです。最初の研究はヒト成人Ｔ細胞白血病のワクチン開発（組換え生ワクチンの効果の検定）でした。その後畜産獣医学科で、免疫不全ウイルスや基礎免疫学の研究を行いました。

一九九五年に博士号（獣医学）を取得し（東京大学初の修業年限の短縮〔飛び級〕）、一九九六年から一九九八年まで、日本学術振興会海外特別研究員として、英国グラスゴー大学にて、ＤＮＡワクチンの開発や内在性レトロウイルスの機能解析を行いました。一九九八年には出身研究室（獣医微生物学講座）の教員（助手〔現在の助教〕）に着任しました。その後、東京大学に在籍しながら、一九九九年九月から二〇〇一年三月まではユニバーシティ・カレッジ・ロンドンのウィンダイヤー医科学研究所に名誉研究員として在籍、ブタからヒトへの異種間臓器移植に関わるウイルス感染症の研究を行いました。二〇〇一年三月末に帰国。四月から大阪大学微生物病研究所エマージング感染症研究センター助手になりました。その後、二〇〇三年一一月に帯広畜産大学獣医公衆衛生学教室の助教授となり、二〇〇五年一二月に、京都大学ウイルス研究所に新設された「新興ウイルス感染症研究センター」の助教授（現在の准教授）となり、現在に至ります。研究所の改組で、研究所名や所属研究室名はたびたび変わり、現在は京都大学医生物学研究所附属感染症モデル研究センターの准教授をしています。二〇〇五年に京都大学に赴任して以来私は、准教授ながらも独立して研究室を主宰しています。

コロナウイルス専門家が入らなかった専門家会議

今回のコロナ騒動で私にとって大変不可思議で残念だったのは、ウイルス学会が一般国民に向けてウイルスの基礎的情報を発信しなかったことです。ウイルス学会の研究者は主にウイルスの細かな部分（細胞内でのタンパク質の挙動など）の研究をしているので、感染予防方法などの一般向けの情報発信には無関心だったのかもしれません。しかしながら、一般向けの発信をしていた医師が、新型コロナウイルスの特性について十分に理解しているとは私には思えませんでした。

驚くべきことに、二〇二〇年二月に発足したコロナウイルスの専門家会議には、コロナウイルスの研究者（専門家）が一人も入っていませんでした。また、呼吸器ウイルスの専門家も入っておらず、臨床に偏った構成になっていました。その後、分科会に改組されましたが、ここにもコロナウイルスの専門家は入っておりませんでした。この会にコロナウイルスの基礎のウイルス学の専門家が一人でも入っていれば、対応は大きく変わっていたのではないかと思います。

ウイルスを普段から実際に扱っているウイルス研究者と、患者を診ている臨床医師とではウイルスに対する認識は大きく異なっていました。本稿では主にＰＣＲをめぐる解釈、感染機序やワクチンに関する認識の違いについて述べることにします。

ＰＣＲ診断の危険性の認識のずれ

ＰＣＲは反応温度の上下を繰り返すことによって、設定したプライマー（二〇塩基ほどの短いＤＮＡ断片）の間に挟まれる、目標とするＤＮＡ配列を増幅していきます。リアルタイムＰＣＲ（新型コロナウイルスはＲＮＡウイルスなので、正確にはＲＴ〔逆転写〕リアルタイムＲＴ―ＰＣＲですが、ここでは単にリアルタイムＰＣＲ〔またはＰＣＲ〕と表記する）はさまざまな方法があり、現在主流で行われているリアルタイムＰＣＲは、タックマン・プローブというものを使って増幅された核酸（ＤＮＡ）の特異性を確認するとともに、増幅されたＤＮＡ断片の量を蛍光で推定します。

増幅されたＤＮＡとタックマン・プローブが反応して蛍光を発するのですが、ＰＣＲでＤＮＡが増幅されなくても、わずかに蛍光は検出されます。バックグラウンドレベル（べースライン蛍光値）の標準偏差の一〇倍の値を閾値（Threshold）とし、それを超えると目的のＤＮＡ断片が増幅されたと判断されます。一回の温度の上下を一サイクルとして、何サイクルで蛍光が閾値を超えるかによってＣｔ値が決まります。ＰＣＲの反応一サイクルで標的ＤＮＡは理論上二倍になりますが、実際にはそれよりもやや低い増幅効率になります。

用いるキットやプライマーにもよりますが、Ｃｔ値は四〇程度で検出限界となります。実際にＰＣＲを検査で行ったことがあれば、Ｃｔ値の限界値ギリギリを狙った（検出感度を最大限に上げた）ＰＣＲは擬陽性を連発する危険性があることは共通認識だと思います。ところがそのことを全く知らない医師や研究者が「ＰＣＲは学生でもできる簡単な検査」と言ったのです。確かにＰＣＲ自体は生物系の研究室ならどこでも行っていますが、診断となると高度な知識と豊富な経験が必要であり、素人が手を出すのは大変危険です。

ＰＣＲで診断を行うときには細心の注意を払います。診断用のＰＣＲではサンプルから核酸を抽出するステップ、ＰＣＲ試薬とサンプルを混ぜるステップ、ＰＣＲ産物を電気泳動するステップに分け、それぞれのステップを別の部屋で行うことになっています。その際、服（白衣）も着替えます。なぜそうするかというと、ＰＣＲで増幅したＤＮＡ分子が服に付着したり、空気中を長期間漂い、反応液中にまぎれ込む可能性（これをコンタミと呼んでいます）があるからです。また、使用するピペットマン（少量の試薬を計り取る小さな器具）も、それぞれの部屋で専用のものを用い、他の部屋に持ち出しません。ピペットマンの先に付けるチップ（サンプルを微量に吸い込むためのプラスチック部品）もフィルターが付いているものを使います。ピペットマンの内部にごくわずかなＤＮＡが混入して、反応溶液にコンタミする可能性があるからです。

これほど注意しても、特定の断片を増幅するＰＣＲを繰り返していると、増幅産物のコンタミによる偽陽性がみられるようになります。これは経験豊富な博士研究員でも陥ることです。これをいかに防ぐか、また、コンタミによる偽陽性が発生したことをいかに見抜くかがプロとして求められます。ひとたびコンタミによる偽陽性が発生した場合、その原因を探ることになりますが、これは日数もかかりますし、コンタミ経路を特定するのに多大なコストがかかります。

繰り返しますが、ＰＣＲの検査で検出感度ギリギリまで求めることは極めて危険であることは、実地でＰＣＲ診断を行ったことがある人であれば良く知っていることだと思います。新型コロナウイルスのＲＮＡを検出するのに、リアルタイムＰＣＲの感度上限を設定したのは、ウイルス研究者にとっては驚きでした。

PCRの結果をめぐる解釈の稚拙さ

リアルタイムRT—PCRでは、もともとのサンプルに入っていたウイルスRNAの個数を推定することができます。決まった分子数の標的RNAを用意し、段階的に希釈（階段希釈）をしてCt値をプロットすることで、Ct値によってウイルスRNAの個数を推定するのです。ところがここに大きな問題があります。PCRで推定したRNAの個数とウイルスの個数が必ずしも一致しないということです。

今回のコロナウイルスの検査に用いているPCRの標的はヌクレオカプシド（N）遺伝子になります。N遺伝子はコロナウイルスの全長ゲノムRNAに存在するのですが、実は、感染細胞においては、ウイルスのゲノムRNA以外にもサブゲノミックのRNA（N遺伝子の情報のみが含まれる短いRNA）が大量に存在することが分かっています。細胞が感染により壊れると、細胞内のサブゲノミックRNAも細胞外に出ることになります。綿棒（スワブ）で鼻咽頭部をこそぎとると、ウイルスの粒子だけではなく、感染して壊れた細胞からのRNAも付着するはずです。従って、新型コロナウイルス検査のPCRで計測されたRNAの個数は、ウイルスの個数よりも多いはずです。

また、コロナウイルス粒子が一つ細胞に侵入すれば細胞に必ず感染するということはありません。いくつのコロナウイルス粒子が侵入すれば細胞に感染するかについては定まっておらず、条件によって大きく異なります。実験ではおおむね一〇〇個から数十万のウイルス粒子が必要であるというデータが出ています。

一つの細胞に感染するウイルスをどれだけ取り込めば、個体レベルで感染するかについては、どこから感染するか、つまり感染門戸（感染するときの最初の場所）によって異なります。これについても詳しくは分かっていないのですが、コロナウイルスでは、細胞レベルで感染するウイルス量の一〇倍から一〇〇倍以上はウイルス粒子が必要であることが一般的です。

また、コロナウイルスは室温で比較的早く不活化（感染性を失うこと）されていきます。感染実験を行う際には、ウイルス液を入れた試験管は氷の上に置くことが求められます。ウイルスが完全に失活して感染性を完全に失ったとしても、RNAはウイルス粒子中に比較的安定に保持されるために、PCRで検出されます。

ＰＣＲで推定したＮ遺伝子のＲＮＡがウイルスの個数の一〇倍、そして、最低一〇〇〇個のウイルス粒子がないと個体レベルで感染しないと仮定すると、最低一万個のＮ遺伝子ＲＮＡがないと感染が成立しないことになります。仮にＣｔ値が四〇で一コピーだったとすると、一万個のＲＮＡが検出されるＣｔ値は二七ということになります（実際には増幅効率は一〇〇％ではないので、一万個のＲＮＡを検出するＣｔ値はさらに低くなります）。

患部でのウイルス量は、熱が出てＰＣＲ検査をする頃にピークとなります。発症してから時間が経過し、Ｃｔ値が三〇だったとしたら、その人は通常の生活をしていたとしても、他の人には移す可能性は極めて低い（感染伝達性を考慮しないでよいレベル）と考えられます。実際に、初期の疫学調査では発症後一週間経てば他の人には移さないことが分かっていました。そのときのＰＣＲのＣｔ値で低い（ＲＮＡコピー数が多い）のは二六くらいでした。ですので、安全域を一〇倍程度取ったとしてもＣｔ値が三〇を超えていれば、日常の生活に戻って良かったはずです。

ところがこのようなことを知らずに、ＰＣＲ検査陽性イコール感染性があるとみなされ、ＰＣＲ陽性者を徹底的に隔離する政策が取られてしまいました。熱が上がって九日後（すぐに平熱に戻っていた）にＰＣＲをして陽性だったために、その後一週間も入院した芸能人もいました。回復して元気な陽性者をホテルで一週間以上隔離することも行われていました。全くの無駄でした。

ＰＣＲの危険性と、ＰＣＲのＣｔ値と感染性の関係を知っていれば、このような施策がいかに馬鹿げていたかは、最初から明らかでした。

また、中等度から重症の患者に重装備の感染防御体制で診療に当たったりすることは、ウイルス学を全く無視したやり方だったと思います。重症患者はＣｔ値が高ければ一般病棟に戻して治療して良かったはずです。

また、Ｃｔ値が高い中等症や重症患者に、非常に高価な抗ウイルス薬や人工抗体を投与することも行われました。ウイルスがほとんどいなくなった患者に薬を投与したところで効果が期待できるわけがありません。抗ウイルス薬や抗体の投与はあくまでもウイルスが増加している感染初期に行われるべきです。

感染機序を理解しない政府と行政

感染がどのような機序で起こるのかも理解がほとんど進みませんでした。新型コロナウイルスの最大の感染経路は「エアロゾル感染」であり、これはマスク着用で防ぐことはできません。あくまでも、空気中の感染性ウイルスの量を減らさなければなりません。接触感染の比率も極めて低いことものちに分かり、エタノール消毒もほとんど無意味でした。ところがいまだにエタノールによる手指消毒を勧めているところもあります。

感染機序や経路が分かったのにもかかわらず、行政は過剰な規制を連発しました。その最たるものが緊急事態宣言や移動制限、ステイ・ホームやソーシャル・ディスタンスでした。これらの対策の経済的破壊力はすさまじい一方で、効果的な感染対策ではありませんでした。もし、本当に感染対策をするのであれば、正確に感染機序を説明し、それを避ける行動を国民に促すこと、空気中のウイルスを除去する装置を配ることでした。もしも、真剣にエアロゾル感染対策を行っていれば、病院や施設でのクラスター発生は防げたと思います。

政治家も誤った感染予防の情報を流したことは驚くべきことでした。「お札から感染する可能性がある」と発言した西村大臣、「歯磨きの現場で移る」と発言した小池都知事もそうです。マスコミも多くの誤った情報を流し続けました。「通りすがるだけで感染した」「ホテルで別部屋にいても感染した」「蛇口から感染した」などです。本来であれば、すぐに訂正を発表するべきだったのに、一切行われませんでしたし、ウイルス学会もこれらの報道に対して抗議することはありませんでした。

また、感染した場合のリスクについても正確な情報が報道されず、多くの人々は新型コロナウイルスの感染を過度に恐れました。誤った知識によって、過剰な対策がなされ、経済を徹底的に破壊したということは総括する必要があります。

mRNAワクチンについての認識のずれ

mRNAワクチンについては先行して接種されたイスラエルにおいて、二〇二〇年七月の時点で効果は持続しないことが分かりました。これはウイルスとワクチンの性質から予想されたことでした。しかし、多くの医療関係者はワクチンの効果を過大評価し、大規模接種を進めていきました。二回接種者の方が未接種者よりも感染するリスクが高くなることを示すデータが厚労省から正式に発表されても、三回目以降の接種が推奨され、現在も高齢者を中心に定期接種が推奨されています。一方ワクチンによる被害は過去のいかなるワクチンよりも多く出ており、医師から国に報告されている死亡例も二〇〇〇件を超え、予防接種健康被害救済制度において、新型コロナワクチンに関係する死亡認定は三七七名にものぼっています（令和五年一一月三〇日現在）。この被害報告は氷山の一角と考えられています。効果も少なく、費用もかかる一方で、これだけのワクチン被害が出れば即時停止するのが当然なのに、いまだに使用停止がなされないことは、私には理解できません。国民の健康よりも利権の継続が重要なのかと暗澹たる気持ちになります。

井上芳保

鬼化した秀才たちが「過剰医療」を進める

HPVワクチン接種被害とそれへの一部フェミニストの加担を問う

健康に対する人間の弱さを喰らう鬼、
それは強欲資本主義に従順な医師たちなのではないか。

『鬼滅の社会学』で触れた過剰医療の問題

私は『鬼滅の社会学』（筑摩選書）を二〇二二年八月に上梓した。漫画作品『鬼滅の刃』（原作：吾峠呼世晴）の大ヒット現象の原因を探り、人々の潜在意識にある〈俠の精神〉への期待を掘り起こしたのが大きいと論じた。

版元は帯に大きな文字で「あなたは鬼か、人間か？」と入れてくれた。『鬼滅の刃』は人間と鬼との対決の物語だ。

鬼たちも元は人間だった。永遠の命への誘惑に負けて彼らは鬼と化す。失うものが余りにも多いのに一定の利得と引き換えに本当は大切にしなければならないものを手放してしまう人間の愚かさ、弱さが描き出される。

他方、映画「無限列車編」で有名になった煉獄杏寿郎ら鬼殺隊の柱たちは、困っている人を見て放っておけず、我が身の危険を顧みずに万難を排して助けようとする。〈俠の精神〉とはそんな生き方をする者に宿る高貴な精神性のことだ。

「鬼になる」か否か。この主題はゲーテの『ファウスト』と似ている。ファウストは悪魔に魂を売り渡す。そのファウストを最終的に救済したゲーテの深遠な思想そのものは安易な理解や解釈を拒むが、『ファウスト』に心酔した作曲家ベルリオーズは歌劇「ファウストの劫罰」でファウストを地獄に落とした。鬼のボス、鬼舞辻無惨にスカウトされて人間の心を失った者たちにも不幸が待ち受ける。鬼たちの醜悪さと悲しい末路は子どもたちにも反面教師として伝わる。

大学の講義で『鬼滅の社会学』の内容を取り上げた。学生の感想に「鬼化の問題を現代資本主義と結びつけているのに驚いた」というのがあった。『鬼滅の刃』の最終話はそれまでの大正期から突如「現代・東京」に舞台が変わる。それに引き寄せて「エピローグ」

の最後の方に私は「欲望が煽られ歯止めなく肥大化しがちな資本主義システムは鬼が育ちやすい環境と言える。医療は特に気になる。『健康を守る』という大義名分がある中、過剰医療という名の鬼に多くの人が喰われる光景が目に浮かんでしまう」（三〇三頁）と書いた。

また「エピローグ」のタイトルを「〈俠の精神〉を生きる医療者たちに学ぶ」とした。アフガニスタンで地域の人たちのために狭い意味での「医療」の枠を超えて貢献した中村哲医師の姿と対比し、強欲資本主義下で非人間的になり、薬害まで生み出してしまう「過剰医療」を批判した。『鬼滅の社会学』を最後まで読んでくれた読者にはこのメッセージが届いたと思う。

「あなたは鬼か、人間か？」という問いは今や強欲資本主義に晒された医療の現場で働く医師たちすべてに対して向けられるものであろう。

HPVワクチン（子宮頸がんワクチン）の正体

専門を聞かれると、以前は「分かりにくいうらみつらみ」とか「心理療法が社会の中で果たす役割」と調査対象を挙げて応じていたが、最近は「医療社会学です」と答えることが多くなった。医療に関心を持ち始めたのは二〇〇七年、「メタボ」が流行語になった頃。あの体格を無視して男女別に一律に基準値を定めた腹囲計測が医療現場で大真面目に行われていたが、何かおかしいと感じた。貴重な医療資源が意味の薄いことに無駄に使われている。いったいなぜか。この問いと向き合ってきた。

医療は科学的装いをとっているが、実は政治的、経済的な都合で左右される代物である。そして医療の批判はしにくい。誰しも病気のときは医療のお世話になるからだ。素人ながら血圧基準値の変遷、向精神薬の処方の実態などを調べてみて驚愕した。さらに必要性が希薄なワクチンの接種によって重篤な被害者が数多く出ている、しかもその事実を医療者の多くが黙殺しているらしいと知ったときには驚きを超えて強い怒りを覚えた。

この「必要性が希薄なワクチン」こそはいわゆる子宮頸がんワクチン（正式名称はＨＰＶワクチン、以下ではこう呼ぶ。ヒトパピローマウィルス感染症対応ワクチンという意味）である。「これを打てば子宮頸がんを予防できる」とのふれこみで自治体の費用で使われ始め、二〇一三年四月から定期接種にまでなったワクチンだが、重篤な接種被害者が多数出ている。極めて異例なことだが、厚生労働省はその事実を重く見て定期接種の実施を僅か二か月後の六月に中断した。医師でもある当時の健康局長が英断を下したのである。

副反応と聞くと接種後に気分が悪くなるとか発熱などを想像するが、HPVワクチンの重篤な副反応はそんな程度のものではない。激しい頭痛や吐き気に襲われることが長期間、断続的に続く。味覚や視覚の障害も起きる。それだけにとどまらない。歩けなくなって車椅子生活を余儀なくされたケース、親の顔も分からなくなる記憶障害が起きたケースもある。しかも被害者が医療機関で症状を訴えても門前払いされ、「心の問題」として精神科に回される場合があったという。驚くべき現実である。

どうして「必要性が希薄」なのか。推進側の宣伝のせいかヒトパピローマウィルスが傷口から侵入すればすぐに子宮頸がんになると思い込む人もいるようだが、それは間違いだ。殆どは自然治癒力で撃退される。仮に高度異形成になってもがんにまで至るのは極めて稀である。また子宮頸がんの予防には検診という確立した方法があるし、ワクチン接種後も検診は必要とされる。その点は推進派の医師も認めている。このワクチンにできるのは、特定の型のヒトパピローマウィルスの傷口からの侵入を食い止める効果だけだ。HPVワクチンのサーバリックスは二つの型、ガーダシルは四つの型、シルガード9は九つの型に対応するが、ヒトパピローマウィルスは知られているだけで二〇〇種以上も型がある。対応する型に照準しているとはいえ、カヴァーし切れないので検診は必要なのである。

どうして重篤な副反応が起きるのか。このワクチンには従来のワクチンとは異なる作用機序の特異性ゆえに重篤な副反応を引き起こすリスクがあるとの指摘が専門家から出されている。異物が入り込むと身体はそれと闘うべく抗体反応を起こし速やかに抗体ができる。自己を守るための自然な防衛反応だ。危険が去れば抗体価は下がる。ところが、HPVワクチンは抗体価の高い状態を長期間にわたって維持する設計だ。これが免疫メカニズムを狂わせる。また強力なアジュバント（免疫賦活剤）が添加される。その成分が自己免疫疾患を誘発し、脳内でも神経系の自己炎症を引き起こしていると考えられている。すなわち、不要でかつ危険なワクチンなのだ。二〇一六年七月に国と製薬会社を相手とした訴訟が全国四地裁で計一六三人の原告によって起こされ、裁判は今なお継続中である。

また、それに先立つ二〇一四年六月には、リウマチ治療医など痛みの専門家の集まる日本線維筋痛症学会（西岡久寿樹理事長）が一連の症状はHPVワクチン接種に起因すると認めて「HANS症候群」と命名した。西岡医師からの聞き取りを分かりやすくまとめた医療ジャーナリスト、鳥集徹の記事「子宮頸がんワクチンは脳神経を壊す」が『週刊文春』の二〇一四年七月一一日号に掲載されている。

コロナ禍を経てHPVワクチン定期接種の積極勧奨が再開された

二〇一三年六月の接種中断は、正確には「積極勧奨の中断」だった。「お望みなら打てます」ということなので細々と接種は続いた。いつでも積極勧奨を再開できるように宙ぶらりんな状態を維持してきたわけだ。まさに官僚の狡知である。定期接種とは原則当該年齢の全女子に接種できるとのお墨付きだ。製薬会社にとってまさしく巨大利権に他ならない。簡単に手放すはずはなく、政治家へのロビィ活動は続けられた。

実際に二〇二二年四月から定期接種の積極勧奨が再開になった。前年一〇月に国が中断中の定期接種の積極勧奨再開を強引に決めたのだ。コロナ禍での圧倒的なワクチン待望の世論による後押しもあった。思い出してほしい。コロナワクチンの絶対数の不足が報じられると、障害者団体から「自分たちにも接種を」との要望が出された。そんな雰囲気だったのだ。また「反ワクチン」という粗雑なカテゴリーも機能した。ワクチンを批判する人たちを十把一絡げにして揶揄する動きをいわゆるリベラル勢力が先導した。被害者たちには逆風が吹き、訴えはかき消されがちとなった。

重篤な副反応被害者の治療は、被害者の訴えを真摯に受け止めた、心ある医師たち何人かが懸命に行っている。対応できる医療機関がごく限られているので患者が殺到して順番待ちの状態になっている。だが、すべての被害者に効く十分な治療方法は、懸命の模索が続いているものの未だ確立してはいないという。

重篤な副反応被害の新たな発生、作用機序の特異性ゆえの副反応の発症リスクの高さという肝心な点を医師も含めて多くの人は知らずにいる。少女たちが症状を訴えても「心身の反応」としてしまう医療機関は少なくない。「『心の問題』扱いが間違いであることは、まともな医者ならば被害者に実際に会えばすぐに分かりますよ」と私に向かって述べた医師もいる。「まともな医者」が多いことを祈るばかりである。

ちなみに一般に人々は医師というと医療全般をよく知っていると思っている。これは信仰のようなものだ。だから私のような一社会学者が医療に口を挟むと「医師でもないのに」と批判されがちだ。だが現実に医師たちがワクチンについて十分な知識を有しているのかというと甚だ心もとない。多忙な医師たちは自分の専門分野については非常に詳しいが、専門分野以外の知識は医学部で学んだときから更新されていないことが多いのだ。新しいタイプのワクチンの作用機序の特異性については知らない医師が少なくないのだろう。

保健医療社会学会という医師ら医療者と社会学者の寄り合い所帯のような学会があるが、その大会のあるセッションでＨＰＶワクチンの作用機序について私の説明を聞いて初めて知って驚いたという医師が実際にいた。驚いたのならぜひ行動を起こして欲しい。「まともな医者」ならこのワクチンは使うべきではないという結論になるはずだ。

男子接種の推進に一部フェミニストが加担する構図

ところで、ＨＰＶワクチンは積極勧奨の中断期間に接種を逃した女性へのフォローアップ接種が始まった。それと共に男子への接種もいくつかの自治体で開始された。二〇二二年八月から北海道余市町、青森県平川市で公費助成が始まり、東京都中野区なども続いた。二〇二三年八月から開始の中野区では東京訴訟支援ネットワークらの抗議行動が続いている。

なぜ男子にと思うかもしれない。それにより性交時の女子へのヒトパピローマウィルス感染を防ぎ、子宮頸がん予防につながることと尖圭コンジローマという疣および陰茎がん、肛門がん、中咽頭がんの予防につながることとの二つが理由に挙げられている。しかし、前者については本当に有効なのか否か十分な科学的根拠はない。後者についても陰茎がん、肛門がんは稀ながんだ。また中咽頭がんはフェラチオ以外の感染は考えにくい。

効果があいまいなのに「微細な悪の兆候」を誇大に語って何としても接種に持ち込もうとする力が強く働いている。その背景にはいったい何があるのか。シャーロック・ホームズ物語の「赤毛連盟」みたいな話なのだが、表向き語られるのとは全く別の本当の動機が存在する。男子に接種されるのは四価型のガーダシルだが、それは九価型のシルガード9の登場でいわば「型落ち商品」と化した（二価型のサーバリックスは市場から撤退）。使用期限の迫る大量の不良在庫を何としても処分したい。これが製薬会社側の本音である。かくして政治家へのロビィ活動を重ねて積極勧奨の再開を実現したし、稀にしか発症しない男性のがんのリスクがことさら強調される事態に至っているわけだ。がんを怖がる我々には「がんを予防できる」と言われると弱いところがある。

ちなみにシルガード9も作用機序は従来型と同じだし、使われているアジュバントはより強力になっているから重篤副反応発症リスクはむしろこれまで以上に高い。そのような事実も一般には全く知らされていない。「新商品だから改善されたはず」「これでがんを予防できる」というイメージばかりが膨らんでいる。

そしてフェミニストの一部には「男女同権」という理念のみに惹かれて、男子への接種を積極的に応援する動きまで現れている。例えば、倫理学者の渡部麻衣子は「ジェンダー分析視座から見るＨＰＶワクチンのもう一つの問題――ＨＰＶワクチンの定期接種の対象は『少女たち』だけでよいのか？」（『現代思想』二〇二〇年一一月号）なる論文を書いている。男性も副反応リスクを女性と対等に負うべきと主張するのだが、このワクチンに特有の副反応リスクが実際にどんなものなのか分かっているのだろうか。その前に本当に必要性のあるワクチンであるか否かを、我が国における検診体制の遅れなどをも視野に入れて検討したのだろうか。違和感を禁じ得ない。

鬼化した秀才は出世主義者となって人間を喰うに至る

踏切の警報機は電車が近づくとカンカンと鳴るが、電車が通り過ぎると止む。人間の免疫反応はこれと似ている。異物が侵入し危険を察知すると抗体価が高くなるが、危険が去

ると ゼロに戻る。ところが、HPVワクチンの場合、高い抗体価が続く。いわば警報機がカンカンといつまでも鳴り続ける状態だが、そんな不自然なことをすれば身体がおかしくなる。医学を普通に学んできた人ならこれだけでこのワクチンの危険性に気づくはずだ。医師でなくても生物として人間を捉える視点があれば、おかしいと思うだろう。そもそも子宮頸部にできた傷口からヒトパピローマウィルスが侵入しても九九%はがんに至らない。自然治癒力を忘却した地点にHPVワクチン接種推進論は成り立っている。

某女子大でこのワクチン被害を取り上げたが、「打たなくていい」と親から言われたという学生がいた。親が医療関係者でこのワクチンの正体に関わる情報が入手できた階層の娘だった。それに対して私の出会った重篤被害者の母親は「今だと無料。今打たないと損」と思い込まされ定期接種より前に急かされるように娘に打たせてしまったと心底後悔していた。知識の有無でも階層差がある。新自由主義が広げる格差問題はここにも垣間見える。

人間の鬼化が進み、おかしいことをおかしいと気づけなくなっている。医師とか官僚とかフェミニストには学校で秀才だった人が多い。学校でいい成績をとれたのは適応力が高い証拠だが、それだけに上からの「鬼にならないか」という勧誘に弱いのかもしれない。

批判精神も乏しいのかもしれない。彼らの鬼化は被害が甚大だ。人を喰い殺すようになるのだから。HPVワクチン接種被害者は鬼に襲われた炭治郎の家族のようなものだ。

ドイツから帰国した鷗外は「日本には出世主義者を卑しむという習慣がない」と嘆いた。出世主義者は、怠け者や意気地なしよりも偉いけれど、学問や仕事を出世の道具と考えているから信任はおけない、大事な仕事は任せられないとも鷗外は述べていた。そしてマックス・シェーラーも指摘するように出世主義者とはルサンチマンに取り憑かれた人と同類で高貴さを欠く人たちなのであった（拙著『つくられる病』〈ちくま新書〉一七六〜八頁）。鷗外やシェーラーのような眼力が今の社会では求められている。

秀才たちのすべてが鬼になるわけではもちろんない。鬼化しない本来のエリートには〈俠の精神〉が必要であると思われる。『鬼滅の刃』の「無限列車編」で登場する煉獄の母は幼い杏寿郎に「なぜ自分が人より強く生まれたのか分かりますか。弱き人を助けるためです」と教えたが、この言葉を医師や官僚などはかみしめねばならない。

出世主義者の男への追従はフェミニストの名折れ

三〇年も前になるが「エリ・フェミ」（エリート・フェミニズム）と「エモ・フェミ」（エモーショナル・フェミニズム）という概念を私は提示した。そして出世主義に囚われたタイプのエリートの卑俗さを炙り出す力を後者に求めた（拙稿「ルサンチマン型フェミニズムと解放のイメージ」江原由美子編『フェミニズムの主張』勁草書房）。

有能な女性がその能力を発揮して活躍できる社会になったのはすばらしいことだが、出世主義者の男に追従して生き延びるのであってはフェミニストの名折れだろう。『鬼滅の刃』でも鬼舞辻無惨に気に入られて上弦に出世した鳴女《なきめ》という女の鬼がいたが、気骨あるフェミニストなら鳴女のような生き方に違和感を覚えるのではなかろうか。

例えば、戦時には女性の活躍の場が広がり社会的地位も向上した。だが、それは戦争推進という国家の方針から逸れぬ限りでの話だ。「大日本国防婦人會」で力を発揮して男子を戦争に送り出す役割を積極的に担った女性たちは後で深く後悔したはずだ。新自由主義の時流に乗って鬼化した秀才たちが過剰医療を推進し、その後押し役を一部のエリ・フェミが無批判的に担ってしまう構図。それは実はいつか来た道なのかもしれない。

感情はインテリの間では専らネガイメージで捉えられがちだ。自分の感情を制御する力の大切さを否定するつもりはない。他方、持たざる弱者の抱く根深い怨念も始末に困る。しばしば道徳のマスクをつけて登場し、表向きは理路整然とした言葉で「正義」を語るが、本質は持てる者への復讐心である。だから言いたいのは感情を無条件に肯定せよということではない。

だが、「こんな酷いことがあっていいのか」という怒りは、深いところから湧き起こってくるものであり、本来の〈責任〉と結びつく。それは首に縄をつける形でしぶしぶ負わされる「自己責任」とは明らかに異質だ。また〈侠の精神〉の根幹を為す義の心とは困っている人を見て放っておけなくなる気持ちのことだ。トルストイ『人は何で生きるか』は凍える人に遭遇した貧乏な靴職人に自然に湧き起ったこの気持ちを扱った。感情にはそのように生半な理屈よりも確かな形で善き行動に結びつく場合があるからあなどれない。

問題は何もフェミニストだけのものではない。一部の能力主義批判の根底に渦巻く怨念とそれに基づく暴走は到底肯定できないけれど、深刻なＨＰＶワクチン接種被害の実態を知り、鬼化した医師たちによってそれが隠蔽されていることを知った人が抱く怒りは貴重である。そうした怒りは社会をよい方向に変えていくだろう。

「悪鬼滅殺」が医療にも求められる時代になっている

先制医療、予防医学の名の下で健康そのものの身体への介入が正当化され、ワクチン接種を無条件によいものとみなす思考停止状態が蔓延している。この傾向はいわゆるリベラルの論客に多い。「反ワクチン」を掲げる運動の中にやや怪しげなものが混じっているのも事実だからそれへの警戒心が働くというのはよく分かる。すべての人に十分な医療が行き渡るようにする努力はもちろん大事であるし、その実現のための尽力は尊いことだ。だが、「人々の健康のため」という崇高な理念が隠れ蓑になって「過剰医療」が見過ごされてはならない。医療もまた市場原理に容赦なく侵食される時代には「悪鬼滅殺」は医療についても求められる。

いわゆる革新勢力がHPVワクチン接種被害に対して鈍感なのは気になる。議事録を調べると、中野区議会で男子へのHPVワクチンの接種を最初に提案したのは立憲民主党系無所属の女性議員だった。仮に善意でも知的に怠け者のままだと、医療の不足で悩んだ時代の発想から脱し得ず、現代の「過剰医療」を進める動きに加担してしまう。強欲資本主義の下で今やワクチンは医薬品というより一種の国際戦略商品と化している。その根深さに我々は気づかねばならない。

美馬達哉

過剰なのは医療ではなくセキュリティ？

生政治とは

セキュリティの技術を通じて統治を行う生政治。
このフーコーの概念を使いこなすことが求められている。

よくある臨床の風景

脳神経内科医の仕事も多少続けている私は、いつも通り、午後に高齢者施設の訪問診療にいった。昔話が止まらないはずの昭和一ケタ生まれの元植木屋のAさんの様子がおかしい。ぼんやりとして活気がない。耳を近づけて、つぶやき声をよく聞くと「どろどろは嫌で、せんべいが食べたい」と言っている。介護食になって、食事の楽しみを奪われ、生きる気力を失っているのだ。うーん、これは困ったなと、返す言葉に詰まる。

一か月前に発熱が続き、軽い肺炎で一週間ほど点滴治療のために入院したことは知っていた。カルテを確認すると、そのとき、食べ物をうまく呑み込めず、気管に入って肺炎になったと分かった。そこで、嚥下機能評価の上、食事はミキサー食との指示が出たようだ。

認知症や脳卒中などの病気の症状、あるいは年齢そのものの影響で、食欲や消化吸収には問題がなくても、高齢者の中には、噛んだり呑み込んだりする力が弱くなる人がかなり存在する。これが「嚥下障害」と呼ばれているものだ。嚥下障害があると、口の中のものを呑み込んだとき、食道や胃ではなく、間違って気管や肺に入り込んでしまうことがある。そこから細菌が侵入すれば、肺炎(誤嚥性肺炎)になるわけだ。そうした場合、嚥下障害がある人びとには、誤嚥を避けるための特別な介護食が提供されることが多い。Aさんの食事はミキサー食で、食材をミキサーにかけてポタージュスープのようにしたものだった。

病院からの診療情報提供書と退院サマリーをよく見ると、Aさん本人とご家族の希望で、胃ろうを作る手術は拒否、栄養は経口摂取となったとある。胃ろうは、しばしば「過剰医療」の代名詞のように議論されるのでご存じの方もいるだろうが、胃に小さい穴をあけて腹部から管を通しておき、口からではなく、直接に胃に液状の栄養分を補給する方法である。ちなみに、脳神経内科の専門家として、一律に胃ろうが非人間的で非倫理的な処置のように扱われている風潮には文句があるのだが、ここでは、そこには触れない。

入院時の主治医も、施設のスタッフも、Aさんが肺炎で苦しまないようにできる限り配慮し、「過剰」に医療を押し付けるのでなく、本人と家族の希望を尊重しようとしている。だが、何かがうまくいっていないと、私は思う。

生政治とは

哲学者ミシェル・フーコーは、近代社会での秩序を保つ統治の仕組みを「生政治」と名付けて批判的に分析したことで知られる。生政治は、生きている人間それ自体の生命に関心を払う権力（生権力）ともいいかえられるものだ。近代とは何かを知るには、人権の主体としての市民が社会を作るという抽象的な面よりも、生物としての人間がどのように暮らし、何を食べ、何を着て、どう住んでいるかに注目して、生活がどう秩序付けられているかを見るべきだというわけだ。近代社会の国々では、民主主義や自由主義や社会主義など左右のイデオロギーや理念という面では大きな違いがある。だが、その根本となる国家を基盤にした民衆統治という点に着目すれば、生政治という共通点の方が大きいとの論だ。「言う通りに従わなければ殺すぞ」と法律や武力で住民を脅して従わせるのが（国家）権力の本質だとする一般的なイメージを反転させたところがポイントである。そして、国民の生命や健康（すなわち生）に配慮して導くのが近代的な政治や権力の核心だと指摘した。それにとどまらず、まさにそのことが、ヒューマニズムの進歩であると同時に、現在のさまざまな問題につながっていると喝破したのである。さらに、そのときの生とは、生きられた個々人の人生経験という意味ではなく、人間という生物の集団としての生である。つまりは、生物学や統計学や経済学の対象として、合理的に計算可能な人間の生を指している。日本で考えれば、明治維新からの富国強兵も生政治、平均寿命を延長させてきた戦後の福祉国家も生政治、財政再建のために福祉国家を合理的に再編するのも生政治の一種となるだろう。

そう考えると、Aさんをとりまくケアワーカーたちの姿は、まさにフーコーのいう生政治そのものである。Aさんのために、生命と健康に配慮し、誤嚥のリスクを計算して、健康を維持できるような食べ方を指導している。そこには脅迫や強制はなく、胃ろう手術という医療処置を行うかどうかは自己決定で、過剰な医療が押し付けられているわけでもない。では、どこに問題が潜んでいるのか。

セキュリティの技術

ここで生政治というフーコー由来の概念をわざわざ持ち出したのには理由がある。それは、Aさんの抱えている困難のような、現代日本の臨床現場で生じている諸問題は、過剰「医療」の問題ではないことを明確化するのに役立つからだ。少なくとも、医療だけの問題ではない。それは、生政治という近代の特徴であって、もっと広い視野で見直すべきなのだ。

もう少し深めていこう。フーコーは講義録『安全・領土・人口』の中で、生政治の中心は、セキュリティ（安全）の技術を通じて統治が行われることにあるとも論じている。つまり、何かの出来事が生じた後に対処する政治ではなく、未来を合理的に計算して熟慮した上で、事前に諸問題のリスクを把握して予防する政治が、近代の特徴だというのだ。事前に少額の掛け金を積み立てることで、病気や老後の出費に備える保険や社会福祉の仕組みはその代表的なものだろう。危険や悪に配慮して、備えとしてのセキュリティを上昇させることを重視する傾向は、反論することが難しい正論で、ほぼ自動的に拡大していく傾向をもっている。

Aさんの場合に作動しているのも、このセキュリティの技術という社会的なメカニズムである。もし、事故――最悪の場合は誤嚥性肺炎による死亡――が起きたとすれば、事後的に、嚥下障害がある人に対しての施設での介護やケアが十分かどうかの法的責任が問われる。それを回避するセキュリティとして、（Aさんの表現では）「どろどろ」の食事が提供されているのだ。その意味では、過剰医療ではなく、過剰セキュリティの方が正確だ。

生政治におけるセキュリティは、コロナ禍をきっかけに、医療や介護の場では急上昇して、かなりの部分は高止まりになっているようだ。マスク「儀礼」、ワクチン「信仰」、病院や施設での外部者の排除という「聖域化」など、二〇一〇年代とは臨床の現場は様変わりしている。

さらに、医療や介護だけではなく、現代社会のさまざまな問題が、セキュリティの技術の上昇と関わっている。財政破綻予防のための緊縮財政、犯罪予防のための防犯カメラの増大、健康増進と病気予防のための禁煙政策、セクシュアルハラスメント予防のための性的同意チェックリストなど、いくらでも例を挙げることができる。私の職場である大学でも、発言内容や討論やアドバイスの口調など、アカデミックハラスメント予防のための研修が必須になり始めている。

生政治という概念によって、こうした多様な場面でのさまざまな問題と、その解決策が引き起こしているさまざまな問題の根本にはセキュリティの上昇があると見てとれる。

計画からスタイルへ

だが、セキュリティの技術の蔓延は、実際に、私たちから危険や悪を遠ざけるのに役立っているのか。生政治でいえば、一つの最大の悪（生の反対としての死）を取り除くために、別の——ひょっとするとよりひどい——悪を裏口から招き入れているのではないか。

これを別の視点から考えてみよう。一般論として、過剰な何かがあるとき、その解決策といえば、過少を避けつつ中庸を目指すことになるだろう。人生の最終段階での医療や介護の場合でいえば、過剰と過少を比較してバランスをとるには、生きた人間を医療サービスの消費者の一人として扱う必要が出てくる。そこで、医療満足度を質問して計測し、合理的に計算し、満足度が最大になるように治療や看取りに向けた計画を立てる。理想像としては、本人の意志を尊重しつつ、(もし存在すれば)家族の意向を確認し、多職種のケアワーカーが連携して、討論して熟慮した上で、民主的に計画を事前に立案するわけだ。

そうした生政治を批判的に見直すことは、人々の善意でできあがったこの「理想」を、民衆を統治するセキュリティの技術の極北、つまり生政治の最高段階ではないかと疑う思考につながっていく。生政治が前提としている計算して計画するという統治の技術そのものを再考する必要性といってもよい。だが、そこから出てくる解決策は、セキュリティの技術をすべて拒否し、医療や介護から離れて、自分の好きなように生き、自分の好きなように死ぬことを皆が目指せばよい、といった単純な話でない。

例えば、過剰医療に対する抵抗の一つと見られることの多い「安楽死」について考えてみよう。二一世紀になって世界的に議論されている安楽死は、患者本人の自己決定である自死を、医師が承認して手助けする「医師介助自殺」(積極的安楽死)と呼ばれるかたちのものだ。だが、実際のプロセスを追ってみれば、安楽死が合法化された地域や国々では、安楽死はセキュリティの技術と一体化している。正しい書式での申告、予後の確認、精神科医による精神疾患のチェックなど、意図的殺人やうつ病による自殺ではないことを確認するセキュリティの技術の医療的で官僚的な手続きに取り囲まれているからだ。その意味では、計算されつくした自死の医療化である。「自死」においてまで、正しい死に方かどうかを、書類をそろえて、医師にお伺いを立てなければならないのは、言葉本来の意味での「過剰医療」ではないか。

Aさんの場合、胃ろう手術という医療技術を一つ拒否したからといって、その生活全体を覆うセキュリティの技術からは逃れられなかった。[1] ここから分かる通り、医療が過剰かどうかという部分的な問題だけを見ていても、先に進むことはできない。人間が生きることの丸ごとを現場として扱い、事前の計画ではなく、日常生活の全体性の中で、セキュリティの技術を解きほぐしていくスタイル（身振り）を作り上げていくことが求められている。食べたいものを食べて、のどに詰まって死ぬのも一つの生のスタイルとして肯定するには、医療の分野だけではなく、生活総体でのスタイルの変化が必要だ。そうして、生政治批判はイデオロギー的な政治談議ではなく、日常生活批判から始まる。

【1】Aさんの場合、さまざまな条件が整ってさえいれば、胃ろう手術をして、身体を維持する栄養については胃ろうから流動食で補って体力を回復させ、嚥下リハビリテーションを行って、家族と「お楽しみ」として少量の食事をすることは不可能ではないだろう。

過剰医療研究をより良い医療に生かすために

必ずしも必要ではない医療は明らかに存在する。
その背景には何があるのか。

冨永晃輝

現代医療の意思決定の難しさ

一度きりの人生をどのように終えたいか？　誰もが胸の内に、切なる願いを抱いているのではないだろうか？　自らの来し方を振り返り、自らの命の終焉と自分なき未来の幸福に対して願いを抱くことは、最も人間らしい、美しい感情と言っても過言ではないだろう。しかし、この命を巡る切実な意思決定は、昨今それを取り巻く環境の変化、即ち医療の高度な発展によって揺さぶられている。

医療の高度化は、これまで諦めるしかなかった救命、回復を可能にした一方で、著しく専門化した。このことが、命を巡る意思決定を悩ましいものにしている。病という一大事に面すると、多くの人は、その病気との向き合い方を感性的に捉えるだろう。なんとしても病気を克服しようとか、運命として自然の摂理に任せようなど、自己の一貫性を感じる覚悟を以って、自分の運命に向き合おうとするケースが多いのではないだろうか？

しかし、現実に提示される選択肢は複雑に込み入っていて、このような覚悟とは相性が良くないことも多い。患者と家族は、病気の説明、検査の説明、治療の選択肢の説明、それぞれの治療の成功の確率と副作用のリスク、急変時の延命処置の希望の有無など、多量の情報を説明される。患者は、自分の運命が完治か死の二択ではなく、無数の可能性に向かって、あみだくじのように「分かれ道の連続」として広がっていることを告げられる。いずれも確率的であり、確たるものはほとんどない。この複雑性に耐えて意思決定を繰り返していくことが、現代の命を取り巻く自由の条件になっている構造がある。

歯切れの良い希望では、現実の複雑さに絡め取られていく。良かれと思って治療を続けた先に、本人が望んでいなかった「管に繋がれた状態」、「〝人様に迷惑をかけて〟生きている状態（筆者が好ましくないと思っているわけでは決してない）」になっていることは少なくない。こういう現実に心を痛めた経験のある医療者は、とても多いだろう。

医療者にとっても、患者の意思決定を支えることは難しい。とりわけ、悲痛な運命に苦しむ患者を救えないように思われるときには、無力感を痛感する。寿命だからと引導を渡していいのか？　実は有効な治療法が新規の論文などに報告されていないか？　という疑念がどこまでも押し迫ってくる。私自身、この疑念を最小化することが誠意と説く先輩たちに支えられて、憧れて医療を行ってきた。

どれほどの名医であっても、最終的にはやってみないと分からない。その限界ゆえに、医療は「患者が医療者を信頼し、医療者は患者の真意を汲み取って誠意を尽くす」という信用に支えられて成り立っている。

過剰な医療が存在している！

この信用によって成り立っている医療の公正さを揺るがしかねないスキャンダラスな論文が二〇二二年に提出された。京都大学大学院工学研究科・藤井聡研究室が、実践政策学第八巻一号（二〇二二年）に投稿した二つの論文、「都道府県の医療費と住民の健康度の関連性に関する実証的研究」と「医師アンケートに基づく過剰医療の実態に関する研究」である。

この二つの論文が明らかにしたことの要旨は、以下の通りである。第一に、必ずしも必要のない入院や検査、治療の誘導が、病院の経営のため＝利益を増加させるために一定数存在しているであろうことが示唆されたこと。第二に、都道府県ごとの一人当たりの医療費の多寡が、患者の健康水準に寄与していない一方で、都道府県の一〇万人当たりの病床数と有意な相関関係があることが明らかになったということである。「都道府県の医療費と住民の健康度の関連性に関する実証的研究」では、まず都道府県ごとの一人当たりの医療費にバラツキがあることに着目した。医療費は高齢者が多い地域ほど高額化するため、一人当たりの医療費を評価するには、年齢のバラツキを調整（各都道府県の年代ごとの人口割合を同じに調整）する必要がある。こうして計算した、年齢調整済み都道府県別一人当たり医療費をグラフにまとめたものが図1である。

調査の結果、一番医療費が高い高知県が六八・四万円、最も低い新潟県が四九・八万円で約一・三七倍の格差が存在しているように、都道府県ごとの一人当たりの医療費には一定以上のバラツキが存在していることが明らかになった。

図1　年齢調整済み都道府県別1人当たり医療費

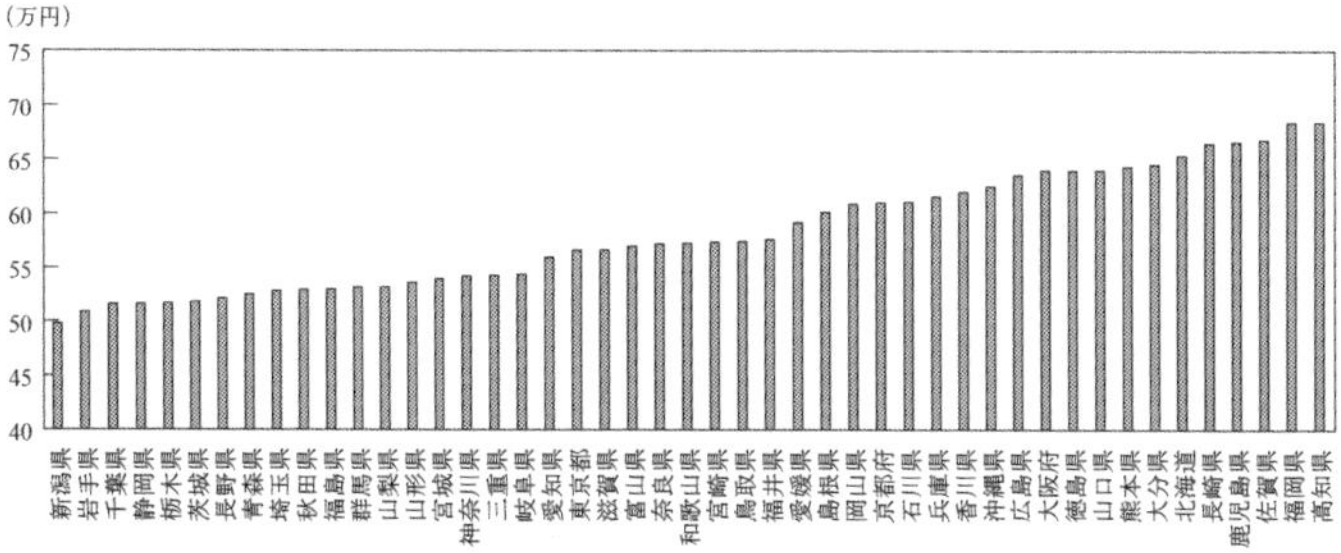

出典：厚生労働省「平成30年度年度医療費の地域別分析」

さて、ここでもし、医療費を上げることが国民の健康に寄与しているという実態が存在するのなら、「医療費が高い地域ほど健康・長寿で、低い地域ほど不健康・短命である」という統計的結果が得られる可能性が高い。したがって、医療費と健康・長寿レベルとの間に統計学的に有意に正の相関が見られれば、医療費を上げることが国民の健康に寄与すると信ずる蓋然性が高まる一方、逆にそうした相関が見られなければ、一人当たりの医療費が国民の健康には寄与しないと信ずる蓋然性が高まることになる。

そこで、この研究では次に、各都道府県の健康度と医療費の多寡に相関関係があるかどうかの解析を行った。研究では、年齢調整した四疾患死亡率（ガン、心疾患、脳血管疾患、糖尿病死亡率の合計）、老衰死亡率、平均寿命、健康寿命、ＢＭＩ、六疾患受療率について、主成分

図2　総合健康指標と年齢調整済み1人当たり医療費の散布図及び相関

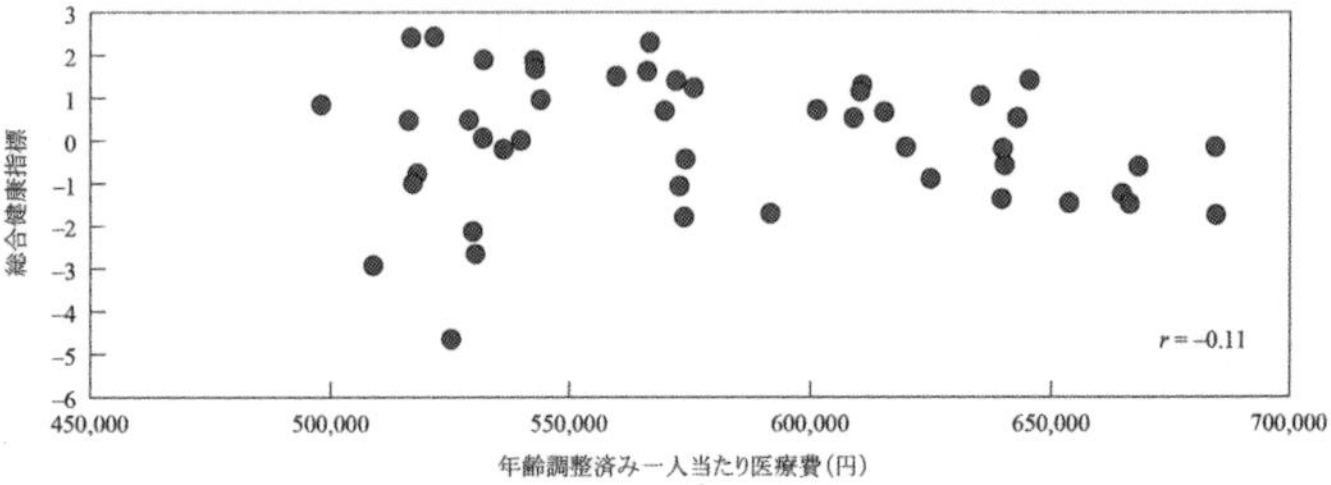

図3　1人当たり入院費と10万人当たり病床数の関係

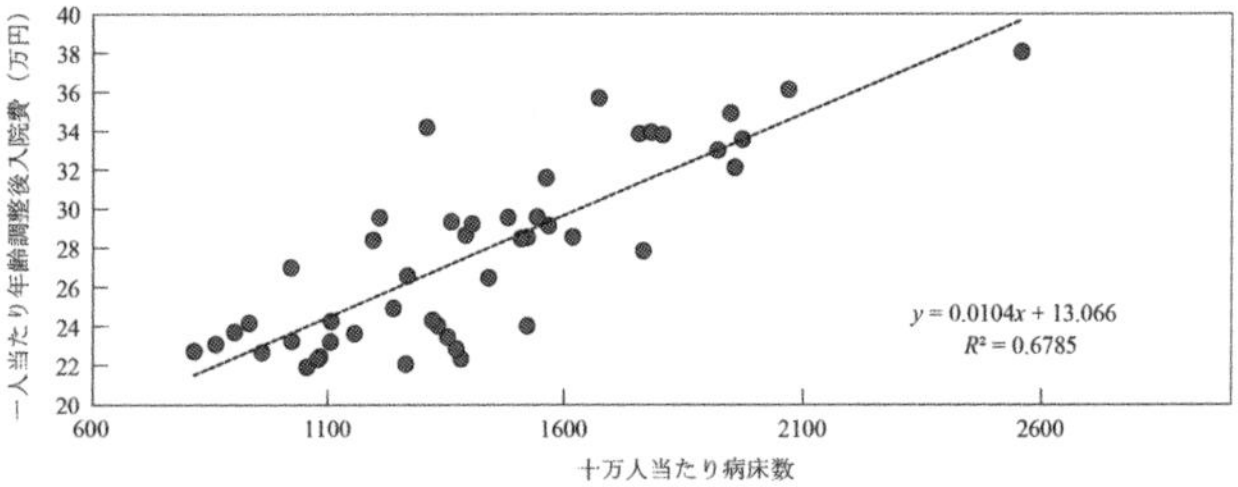

出典：厚生労働省「平成30年医療施設（動態）調査」「平成30年度医療費の地域差分析」

分析を行い、これらの要素からなる「総合健康指標」を作成した。この総合健康指標と先ほどの都道府県ごとの年齢調整済み一人当たり医療費を比較したのが図2である。この分析からは、年齢調整済み一人当たり医療費の多寡が、総合健康指標には有意な影響を与えているとは考え難いことが明らかになった（相関係数 −〇・一一、p=〇・四六）。この結果は、医療費を増やすことが人々の健康の増進には寄与するとは考え難いということを示唆するものである。

また、この研究では、一人当たりの医療費の多寡を決める要因についても、多様な変数との相関分析を行うことを通して探索的に検討している。その結果、「人口当たりの病床数」が、一人当たりの医療費に有意な正の相関関係があることが示された（図3）。この差額は一五万円ほどであり、医療費全体の差額（先の高知県と新潟県の差額は一八・六万円）に相応している。この分析結果は要するに、病床数が多い地域の方が一人当たりの医療費が統計学的に有意に高い、という結果を示している。

以上の結果は、一人当たりの医療費は、病床を多く作ってしまった地域では高くなる、ということを意味している。これはまさに、財務省財政制度等審議会財政制度分科会（平成三〇年一〇月三〇日開催）が、日本の医療・介護が総合的に見て「供給サイドの増加に応じて医療・介護費の増大を招きやすい構造」となっており、「供給が需要を生んでいる面があるのではないかとも伺われる」と述べている見解を支持する統計的結果である。ちなみに当該研究では、一人当たりの入院費用が一人当たりの医療費と正の相関があるという結果を示しているが、その点も含めて以上の結果を総合的に考察すると、「より多くの病床を作ってしまった地域では、より多くの入院治療が行われてしまい、その結果一人当たりの医療費が高くなってしまっているものの、そうしたところ、人々の健康が増進しているという帰結は得られていない」という可能性を示している。したがって以上の統計分析結果は、健康を増進しない医療が、病院側のビジネスの論理に基づいて拡大している、という、文字通りの「過剰医療」の存在を明確に示すものとなっているのである。

利益増大のために行われる、必要ではない医療の存在

不確実性が支配している医療では、妥当と許容される治療方針には幅がある。患者の希望や病院の方針、医師の意見の違いなどによって、行われる医療は許容される幅の中で変化する。この幅の中での選択傾向の違いによって地域間の医療費の多寡が生まれている可能性は十分にある。そこで、藤井研究室は実際の治療方針の決定についてアンケート調査を行った。これが二つ目の論文、「医師アンケートに基づく過剰医療の実態に関する研究」である。

この研究は、年齢調整済み一人当たり医療費の上位五県と下位五県の医師計四五三人に対して、医療の意思決定についてアンケートを行い、過剰医療につながるインセンティブやその地域ごとに行われる医療の違いを明らかにしようとしている。

アンケートの結果、「経営上求められる検査や治療がどちらかと言えば存在している」と回答した医師が全体の四割に上った。さらに、勤務先の病院が、患者の健康を害さない治療の幅において、患者の幸福よりも病院の利益の最大化や入院患者の確保を優先しているという回答が二割に上るなど、過剰医療をもたらす態度を持つ医師が決して少なくない水準で存在していることが明らかになった。これは、医療界の信頼に関わる重大な問題である。

さらに、「CT・MRIを躊躇する必要がないと思う度合い」と「勤務先病院が入院患者の確保・満床を重視する度合い」については、医療費が多い県と少ない県で有意に違いが認められた。これらの検査の行われやすさや、入院患者の確保を目指す姿勢が、医療費が高い地域のその原因となっているであろうことが示唆されたわけである。

これらの研究より、必ずしも必要ではない医療の存在＝過剰医療の存在と、その背景にある病院が利益を追求する姿勢が存在することが明らかになった。この状況の改善こそが、医療現場における重大な課題ということができるだろう。

過剰医療の是正の成果と課題

実のところ、私はこの研究結果を知っても強い衝撃を抱かなかった。おそらく、多くの医療者にとっても、そう驚くものでもないのだろう。というのも、この研究で明らかになった「過剰医療が存在する」という実態は、医師側から声高に叫ばれることはあまりないとしても、医療界の関係者の間で既に一定以上共有された問題意識だと考えられるからだ。実際、日本の病床数は平成五年の一六八万床のピークから令和二年には一五〇万床まで減少傾向にある（なお、平成八年に九〇六〇床あった感染病床は、平成三〇年に一八六九床まで急激に減少したことはCovid-19パンデミック時の医療逼迫の一因と指摘されている）。有床病院（入院ベッドがある病院）は、急性期病院と療養病院に機能分化することで医療は効率化が図られ、入院以外の選択肢となる在宅医療や介護施設・老人ホームでの医療を担う診療所の数は増加傾向にある。こうした傾向は、「過剰医療の解消」に向けた動きと解釈することができるわけだが、その一方で、以下の理由からこれらの取り組みが順調に進んでいくばかりではないとも考える。

その最たる原因は、病院に「患者を騙して儲けているわけではない」という意識があることであろう。必ずしも必要がない医療であっても、患者の健康や幸福（quality of life）に資する「医学的に妥当とされる幅」の中で、患者の同意を得て行われているケースがほとんどで、壊して修理代を請求する悪質さで世間を賑わしている企業のような、患者を傷付けて病気にしようという「意図」はほぼ皆無であろう。また、高齢者医療では、入院によって病気が完治しないことや体力の低下が著しく残ることが多く、自宅退院後も服薬やリハビリ、介護、デイサービスなどの医療介護サービスを利用する患者がほとんどとなる。そういう退院後の生活の介助の負担や不安から、病院がよいならばより長く入院していたい患者側が望むケースも一定数存在している。健康に貢献していないとしても、幸福や安心、負担の軽減には貢献しているという感触は、医療業界には共有されているだろう。

また、日本の病院の六〇％以上が赤字であるように、儲けるためというよりも、経営のために多くの患者に医療を行う必要に迫られているケースが大半だろう。医療費の元となる診療報酬は、一貫してマイナス改定（減額）が進んでおり、病院は生き残りをかけた患者の確保が迫られる事態となっている。過剰な医療を行う病院なんて潰れてもいいと思われる方も多いかもしれないが、七五歳以上の後期高齢者数は二〇三〇年まで増加する推計があり、年間死亡者数も二〇四〇年まで増加する推計がある中では、今後増えていく地域の医療需要に貢献するために、病院には自分たちは潰れてはいけないという論理も成り立つ。むしろ、医療費が少ない地域では、近い将来に過小医療＝医療介護不足が問題視されるかもしれない。今日の過剰医療は将来の適正医療、今日の適正医療は将来の過小医療となる可能性も確かにあるのである。

過剰医療の改善を、より良い医療づくりに生かすために

このように病院には病院側の言い分がある、というのは事実ではあると思われる。しかしながら、過剰医療は改善していくべき課題である。本来的に、医療は過不足なく行うべきであるのは論証するまでもなく当然の前提だからだ。医療は患者の健康のためだけに存在するのであって、患者の健康とは無縁の医師や医療関係者の利益のためにあるのではないからだ。また、医療を改善していくための診療報酬の改定が、一部にかえって経営のための過剰医療の動機付けになっているのであれば、これも是正されるべきである。経営や

リストラの心配をせずに、過剰医療の是正ができる工夫が今後も求められるだろう。さらに、医療費の九割は保険料と公費から成り、患者の負担は一割強にとどまる現実がある。医療は、サービスの提供者（＝医療者）と享受者（＝患者と家族）の金銭のやりとりに収束しておらず、公的な性質を強く有するため、その公正性が他の産業よりも求められるべき立場にある。さらに、過剰医療によって患者の健康が損なわれるリスクすらも考えられる点を踏まえれば、過剰医療の存在を明らかにした二つの論文の意義は大きい。

誰もが皆、最期を迎える。医療は国民全体が協力してより良いものを目指すべきである。私は、患者のそばにいる医療者だからこそ、知っている現実、感じている葛藤・本音があると思う。そして、多くの国民は医療者の本音を知りたいだろう。医療の現場においては立場があり、医療者は価値観を押し付けるべきではない。しかし、医療者は実に五〇〇万人にのぼるのだ。誰もが、家族や友人に医療者がいると言っても過言でない。経営のためというしがらみから離れた日常において、医療者が家族や友人と深く本音を共有すれば、国民の死生観は深まるのだ。こうして、より望む最期を迎えるための意思決定ができるようになるのではないだろうか？

より良い医療の意思決定のために一緒にやっていかないか？　という藤井聡先生のお誘

いを受け、私は来年よりこの課題の是正を目指す研究を行わせていただくことになった。命を巡る切実な思いの架け橋となる貢献ができれば、医者冥利に尽きる。

（追記：本論説は私個人の意見であり、所属する団体の意見ではありません。多くの医療者と一般の方を繋ぐ論説となることを願っています。）

近代医療は人を幸せにするのか

木村盛世

がん検診もメタボ健診も効果ははっきりしない。
そろそろ近代医療の限界を認めるべきではないか。

近代医療の限界

Numéro TOKYOの記事によれば、二〇二〇年一二月に木星と土星が一直線に並ぶ、天文学でいうgreat conjunctionが起こったとのことです。木星が土星と並ぶことは、二〇年に一度起こる現象ですが、今回はこれが水瓶座という、風の星座で行われたことで、二〇〇年続いた、安定性や保守性の代表である「地」の時代から、自由度の高い「風」の時代へ移る大転換ということで、西洋占星術の世界では大きな話題となっているそうです。

自然界は五つのエレメンツ、すなわち「地水火風空」で成り立っているとされるのは仏教でも同様の考え方で、五重塔の五つはこれを示しています。最も、「空」は〝解脱〟を意味することから他の四つとはレベルが違うとして区別されています。

こうした考え方が、必ずしも科学的であるかどうかは分かりませんが、この話題を前置きとして書いた理由は、「何事も普遍であることはない」ということをお話ししたかったからです。

これは、科学の世界でも同様です。それは医学を含む科学の進歩とは、「今まで正しいとされていた事象を、塗り替えてゆく」と同義といっても過言ではないからです。例えば、ガリレオ・ガリレイは、「地球が太陽の周りをまわっている」という〝地動説〟を唱えました。現代ではこの事実が当然のこととして受け入れられていますが、当時は〝太陽が動いている〟とする〝天動説〟が正しいと信じられていたのです。それゆえ、ガリレオは異端として、社会から退けられました。また、時間は絶対的なものと思われていましたが、実際はそうではなく、時間が相対的なものであることを、アインシュタインは提唱し、それが科学的に証明されました。すなわち、「高速に近づく乗り物の中では、時間はゆっくりと進む」という考えです。

「風」の時代の到来にあわせるかのように、医学においても、既存の概念が揺らぎ始めています。というのも、医学的に今まで正しいと信じられていたことが、実際はそうではないことが解明されつつあるからです。

一言でいうならば、「近代医療には限界がある」という事実です。今まで、近代医療は私たちの健康問題に対して、無敵であるかのように信じられていたのですが、実際はそうではないということです。

二〇〇六年、北海道の夕張市で、財政破綻の結果、唯一の公立病院が大幅に病床を縮小せざるをえなくなり、一七一床のベッドが一九床となりました。すなわち、総合病院はなくなって、地域には、小さな診療所が複数存在するだけになったのです。住民の半数は高齢者であり、その多くは恒常的に医療が必要な状況にありました。そのため、総合病院がなくなることによって、適切な医療ができず、健康状態の悪化が懸念されていました。ところが、実際にはそのようなことは起こらなかったのです。夕張市立診療所長（当時）の森田洋之医師によれば、女性のがん以外のがん、心血管障害、肺炎などの死亡率は、総合病院の破綻後の方が低くなったとしています。総合的に見れば、近代医療を提供する総合病院があってもなくても、そのエリアの寿命は変わらなかったのです。これは〝夕張パラドクス〟として有名なのですが、同様の現象がコロナ流行でも起こりました。

二〇二〇年、新しい型の風邪コロナウイルスが流行した翌年、日本の総死亡者数は減少したのです。政府の自粛よびかけや、マスメディアの煽り報道を受けて、高齢者の多くは人と接触することを恐れ、外出を控えました。定期的な医療機関受診も同様に控えるようになりました。その結果として、総死亡者数が減少したということは、医療が、今まで考えられていたほど、力がなかったということになります。

がん検診の効果

近代医療の限界として、科学的根拠が示されつつある代表例として、がん検診を取り上げたいと思います。がんは早期発見すれば、寿命が延びるとされ、企業を中心に、ある一定年齢に達した成人にはがん検診が勧告されています。

しかし、実際は、がんの早期発見をしたからといって、社会全体（日本においては、日本人総人口）の死亡確率が低くなるという、信頼性の高いエビデンス（科学的根拠）は得られていないというのが現実です。

図1

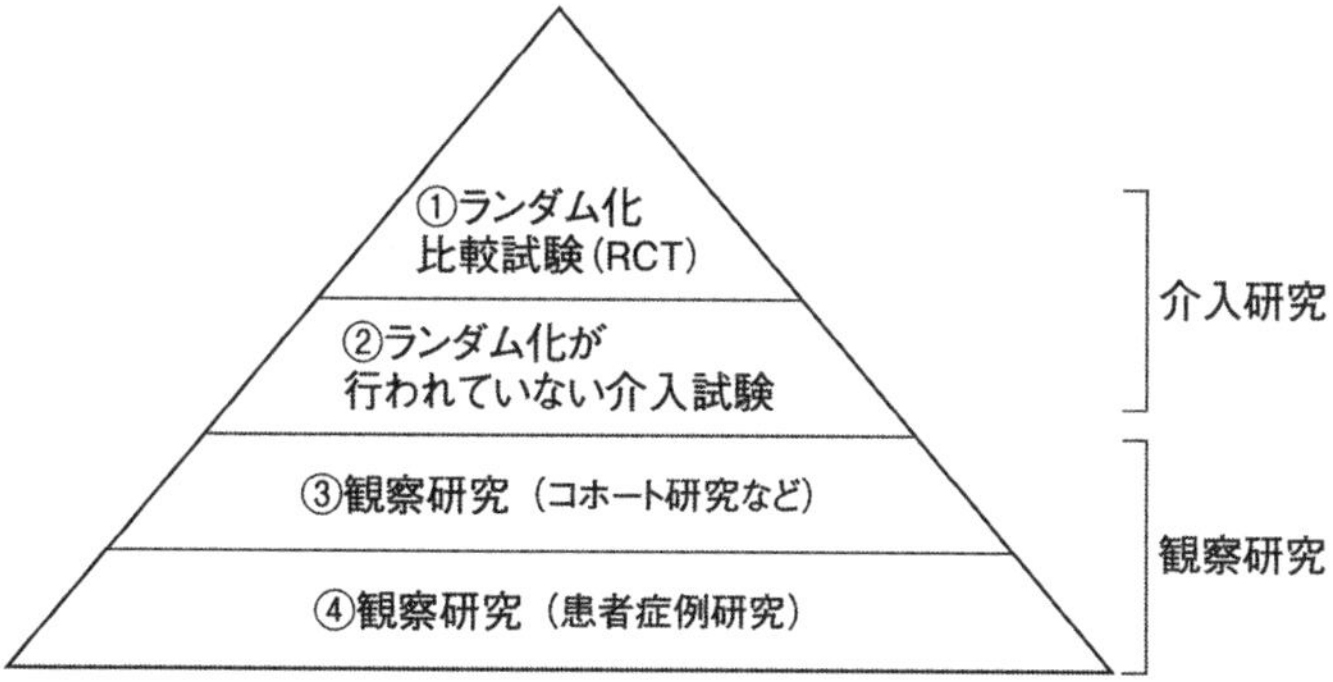

信頼性の高いエビデンスを得るための手段としては、ランダム化比較試験（ＲＣＴ）という疫学手法が必要になります（図１）。

エビデンスレベルには、大きく分けて四つの段階があります。図１に示したエビデンスピラミッドの中で一番上にあり、信頼性が高いのがＲＣＴです。がん検診の効果を調べたいときに、検診を受ける群と、受けない群に分けます。どちらの群に入るかは、コイントス、すなわち、神様に選んでもらいます。二つの群を前向きに観察し、二つの群のがんによる死亡確率を比較します。

日本で定期的に行われている、肺がん検診（胸部Ｘ線検査）について、行われたＲＣＴがあります。

表１を見ていただくと分かるように、四年間毎年胸部Ｘ線検査による肺がん検診を行ったグループ

表1

	曝露あり（検診を実施）	曝露なし（検診不実施）
結果発生あり（肺がんによる死亡）	a（1213）	b（1230）
結果発生なし	c（76232）	d（76226）
合計	a＋c（1213+76232=77445）	b＋d（1230+76226=77456）

と、行わなかったグループを比較した調査結果で、一三年後に肺がんによる死亡率を減らすことは確認できませんでした。

肺がんに限らず、がん検診に効果があるかどうかについては、二つの論点があります。

①例えば肺がん検診を行った場合、行わなかったグループと比較して、肺がんによる死亡率が低下した、というように、対象になる特定のがんの死亡率を減らすかどうか。

②例えば、肺がん検診を行ったグループの方が、行わなかったグループと比較して、特定のがんの死亡率ではなく、死亡率全体を減らす（＝寿命を延ばす）かどうか。

がん検診は効果があると強調する人たちは、①を主張します。しかし、がん検診の本来の目的は寿命を延ばす（②）ことです。ところが、寿命を延ばす効果については、効果が確認されていないのです。さらにいえば、①に関しても、表1にあるように、肺がん検診を行っても、肺がんによる死亡率を低下させることは確認できませんでした。アメリカのCDC（米疾病対策センター）はこの頃、ヘビースモーカーに関しては二年に一度、CT検査を勧めると言っていますが、この取り組みが寿命を延ばすかはまだよく分かりません。

さらに、先日、「予防可能なリスク要因別の経済的負担は、『感染』による経済的負担が最も高く約四七八八億円で、がん種別ではヘリコバクター・ピロリ菌による胃がんが約二一一〇億円」という研究結果が報道されました（「日本人における予防可能ながんによる経済的負担は一兆円超え（推計）適切ながん対策により、経済的負担の軽減が期待される」国立がん研究センター〔ncc.go.jp〕）。

胃がんは、アジア人に多いがんとして有名です。欧米において、胃がん検診が積極的に行われない理由としては、胃がんでの死亡が社会的問題になっていないことがあります。前述したように、がん検診の効果判定をするためには、大規模ＲＣＴが必要ですが、日本では、大規模ＲＣＴが行われたことはありません。残念ながら今の日本においては、企業、大学、研究機関、国のいずれも、大規模ＲＣＴを行う能力はありません。日本で、コロナのワクチン開発ができなかった大きな理由の一つとして、ワクチンの効果判定に必要な大規模治験を行う能力がなかったことが挙げられます。

そうなれば、アジア人で多い胃がんの早期発見・早期治療に対する効果判定を日本で行うことはできない、ということになります。すなわち、上記の国立がん研究センターによる発表の信頼性はあまり高くない、ということと同義です。

がん検診を行っても、人口全体の死亡確率を減らさないのはなぜでしょうか。

それは、がんは体のどこにでもできるので、仮に、すい臓がんなど、その一つを見つけて、その臓器のがんが減ったとしても、他の臓器のがんでの死亡率が増加してしまったり、あるいは、がん以外の死亡原因（脳卒中や心筋梗塞など）の死亡が増えたりすると、全体として、一部のがん検診を受けたところで、大海の一滴になってしまう可能性があるからです。

がんスクリーニングの問題点

また、がん検診そのものの限界もあります。一つは、治療すべきがんか、そうでないがんか、との識別ができないこと、二つめは偽陽性の問題です。

ダートマス大学のウェルチ教授によると、がんにはウサギとカメとトリがあるそうです。[1] ウサギは「治療する意味があるがん」です。カメは進行が遅いので治療する必要がなく、がん検診によって発見して治療をしても、かえってその人の体力などを低下させるため、不必要な治療になってしまいます。乳がんがカメの典型例です。トリは、早期発見しても助からないほど進行スピードが速いがんです。

カメのがんについては、「がん」という名称を使わないことも提唱されています（IDLE：indolent lesions of epithelial origin）。[2] 現在の医療では、ウサギかカメかを見分けることができないため、治療する必要のないものが治療されているというがん検診の弊害があります。

日本は超高齢化社会です。仮に、高齢者のがんの多くがカメのがんだとしたら、現在のような早期発見・早期治療を高齢者にあてはめることに対しては大きな疑問があります。また、仮にウサギタイプのがんだったとしても、手術などの治療で体力的な消耗とともに、入院によって親しい人たちから引き離される精神的弊害は、認知機能やADLの低下だけでなく、生活の質（QOL）そのものを低下させることになりかねません。

二つめの問題点である、偽陽性に関してです。スクリーニング検査には、必ず偽陽性が存在します。偽陽性の人というのは、本当はがんでないのに、誤ってがんと診断されてしまいます。がんという病気は、死に至る病、というイメージが強いため、仮に、検査の問題で、〝誤って〟がんと診断されたと言われても、不安を抱える人は多く存在します。本当はがんでないのに、いつも「私は本当はがんだったのでは？　医者は大丈夫だと言うけれど、嘘をついているのかもしれない」という不安に悩まされることは少なくありません。このような状況になってくると、常に自分は、本当はがんではないのか、と疑い、精神的ストレスを恒常的に抱くことになってしまいます。

カメを見つけて治療するという過剰治療と、偽陽性に関しては精神的な苦痛だけでなく経済コストの増加を招くことも指摘されています。アメリカでの試算によると、そのコストは毎年四〇億ドル（約五〇〇〇億円）にもなるといわれています。

現在までの研究結果から、がん検診が総死亡率を低下させるという、明らかなエビデンスがないこと、そして、がん検査自体の問題点を考えると、がん検診を受けないという選択があってもよいのではないでしょうか。

【1】Welch HG, Less Medicine, More Health: Beacon; 2016

【2】Esserman LJ., et al., Addressing overdiagnosis and overtreatment in cancer: a prescription for change. The Lancet Oncology 2014; 15: e234-e42

大血管障害のリスクを拾い上げる、メタボ健診の効果は不明

高血圧の多くは加齢による動脈硬化によって起こります。そして、高血圧は、単独で、脳卒中などの脳血管障害、狭心症や心筋梗塞などの心血管障害の危険因子であることが、アメリカで行われた大規模な疫学調査（HOPE-3）で明らかになっています。

二〇一〇年のデータから見ると、日本の高血圧症は四三〇〇万人です。しかし、実際この四三〇〇万人の中で、どの程度の人が治療を受けているのでしょうか。平成二九年の患者調査の概要によれば、高血圧性疾患の人数は九九三万七〇〇〇人と報告されています。ということは、高血圧の人の四分の一以下しか治療にたどり着いていないということになります。

日本の高血圧医療のやり方は、所謂メタボ健診と呼ばれる方法で、高血圧の人々を拾いあげ、医療機関受診につなぐよう勧める、という方法です。厚労省の資料では、健診は、

「必ずしも疾患自体を確認するものではないが、健康づくりの観点から経時的に値を把握することが望ましい検査群」で「陰性であっても行動変容につなげるねらいがある」、他方検診は、「主に疾患自体を確認するための検査群」で「陰性であれば次の検診まで経過観察を行う」とされています（厚生労働省ホームページ「健診・検診の考え方」）。

「健診」の代表例は、メタボ健診です。脳卒中や心血管障害（狭心症や心筋梗塞）のリスクを下げる目的で行われます。がん検診やメタボ健診は、法律（労働安全衛生法：安衛法）に基づき行われています。特に企業の場合は、「使用者責任」の名のもと、職員はこれらの検査を受けることが決められていますが、実際この効果は不明です。

現在、全国健康保険協会（協会けんぽ）などでも解析がされているところですが、メタボ健診や特定保健指導が、脳卒中や心血管障害のリスクを下げるかどうかは、極めて疑わしいという結果が出ています。

また、加齢によって一般的に上昇するＬＤＬコレステロール（悪玉コレステロール）も、大血管障害のリスクを高めるということが、前述のHOPE-3で明らかにされており、さらに、正常コレステロール値の人であっても、ある一定以上の年齢層においては、スタチン系のコレステロール治療薬がリスクを低くすることも明らかになっています。イギリスで

図2

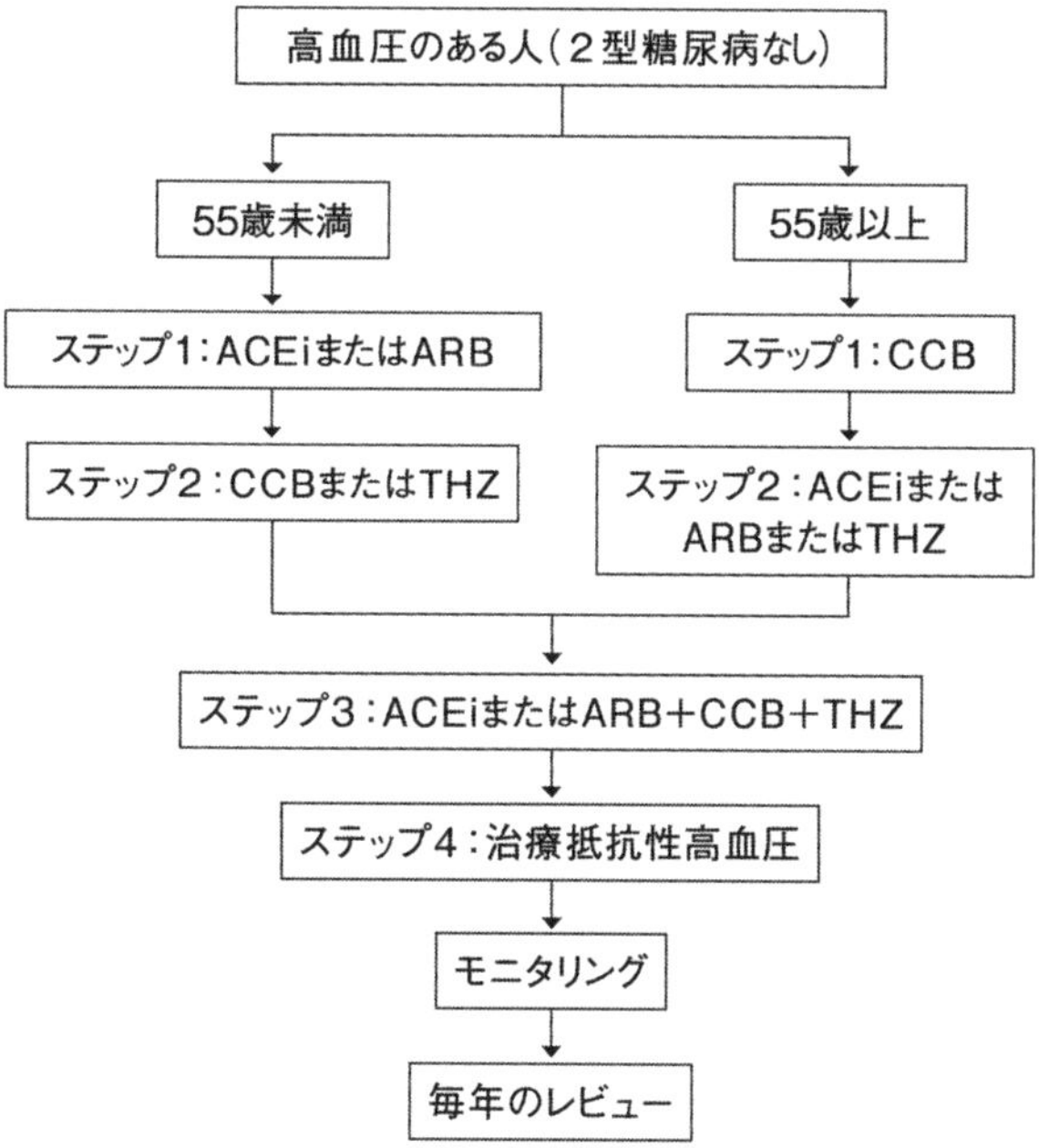

関沢洋一「2030年の高血圧対応ビジョン（新春特別コラム：2020年の日本経済を読む）」独立行政法人経済産業研究所（RIETI）より

は家庭で血圧を測って、一五〇／九五ｍｇ以上になると降圧剤を飲ませるのが原則になっており、八〇歳未満では一三五／八五ｍｇになるまで、血圧を下げることが目標になっています。血圧のコントロールができない場合はフロー（図２）により、違う薬に移ります。

また、イギリスでは、高脂血症の薬であるスタチンを、ドラッグストアで医師の処方なしに買うことができます。アメリカでは一定以上の年齢の人にアスピリン・降圧薬・脂質低下薬の合剤のポリピルを配ることが検討されています。それでも治療が難しい、あるいは、ふらつきなどの副作用が出た人だけ医療機関を受診するという構想です。

三分診療で、効率的ではない高血圧診療は、このようなフローなどを使って、ＡＩに任せた方が、うまくいくのではないかと思います。特に高血圧症の多い高齢者は、いくつもの医療機関を受診し、同様な薬を服用することによって、〝血圧が下がりすぎてふらつく〟ことや、薬剤の代謝臓器への負担などの問題が出てきています。日本は、国民皆保険制度をもち、どんな人も自分がかかりたい医療機関にかかることができる、世界でも珍しい国です。しかし、超高齢化社会になり、二〇二二年度の概算医療費が過去最高の四六兆円となりました。前年度比で一兆八〇〇〇億円、四％の増加です。医療費に占める七五歳以上の割合は三九％で、一人当たりの負担額は七五歳未満が二四万五〇〇〇円であるのに対し、七五歳以上は九五万六〇〇〇円と三倍です。今まで述べたように、これらの医療費が、必ずしも人を幸せにしないということであれば、それを止めるという決断が必要であることは間違いありません。〝医療は誰のためにあるのか〟。医療の本来の目的を、医療従事者も政治家も、そして誰より、国民が考え直すときに来ているのではないでしょうか。

松島哲久

過剰医療を問う

薬学倫理の視点から

わが国ではなぜ、製薬企業、医師、行政の構造的癒着が見逃されているのか。その原因を探る。

はじめに

私たちが医療との関わりを問うとき、それは私たちが医療に何を期待しているかを自己反省的に問うことから始まるであろう。私たちが〈健康〉でいるとき、医療についてそれほど強く意識することはないであろう。しかし自分自身が、あるいは身内とか親しい友人が病に倒れたときなどは、痛切に良き医療を求め願うことになろう。医療の良し悪しに自分自身の、あるいは親しい人たちの〈生命〉が懸かっているからである。とりわけ親しい人の生死に関わる病は、他人事ではなく、自己の病として真剣に受けとめる契機となる。そこで顕わになってくるのが、私たちが実際に医療に何を期待しているのかということである。私たちが絶対に必要だと考える医療のあり方が意識化されるからである。それは各人によって違うかもしれない。しかしここで問わなければならないのは、そのような各自による医療へのさまざまな期待の差異にも関わらず、それらを超えて共に共通して期待しているものは何かということである。それを通して〈医療の過剰性〉の問題が自覚的に問われることとなろう。

現代医療に問われるもの

（1）生命倫理と患者の権利

現代医療において私たちが期待するのは、その高度に発達した医療技術を身につけている医療専門職によって病から速やかに回復することであり、そのような医療体制が確立していることである。患者は治療を受けるとき、自己の受ける治療の有効性とリスクについて必要な情報を知らされ理解した上で治療に同意するか（インフォームド・コンセント

Informed Consent、IC）、疑問のある場合には、他の医師に〈セカンドオピニオン〉を求めることができる。これは現代医療では〈患者の権利〉として必須のことである。この患者の権利を守り擁護することが医療者の義務として〈世界医師会（WMA）〉で宣言され、多くの国で立法化されている。〈生命倫理原則〉が〈立法〉の根拠となって社会において有効に機能しているのである。このような医療の倫理が基底となって現代医療が構成されていることが、私たちの医療への問いの前提をなしている。したがってまず、その医療倫理の原則から逸脱した医療をどのように防ぐかが、倫理的・法的側面から問われなくてはならない。この逸脱した医療を防ぐためには、ある明白な基準を厳格に設定して、その医療が他の医療手段よりも最大のベネフィットをもたらし、リスクが最小であることが明確にされる必要がある。その中心にあるのが〈臨床試験〉であり、その臨床試験のエビデンス（根拠）を伴った医療が〈EBM（Evidence-Based-Medicine）〉である。

(2) 臨床試験と医薬分業

現代医療ではエビデンスとは臨床試験とりわけ〈無作為対照試験（RCT）〉によって統計学的確率論的に根拠を持つと立証されたものである。医療者はまずこのエビデンスについて患者に説明できなければならないし、まだエビデンスが得られていない臨床試験の段階の医療については、患者が被験者として臨床試験に参加してよいかどうかが問われなければならない。この説明を日常の医療において〈医師〉ができるかどうかと問われるならば、一般に信じられているのとは違って、まず不可能であると言わなければならない。ここにわが国での医療の致命的な問題点がある。

臨床試験のエビデンスを伴った説明、とりわけ医薬品の説明を行うことができるには、その前提として、医薬品に関するあらゆる臨床試験に絶えず精通している必要がある。しかしそれは、医師の役割というより本来薬剤師の役割である。医師は診断・治療法についての医療専門職であって、医薬品について十分な知識が医療専門職として要求されるのは医師ではなくて薬剤師である。ここで医師の役割と薬剤師のそれを明確に分ける〈医薬分業〉がシステムとして確立されている欧米をはじめとする世界の多くの国に対して、それが確立していないわが国では、法的に患者が十分な説明を医師からも薬剤師からも受ける保証はない。すなわち標準医療からの逸脱による過剰な医療を防ぐために第一に要求されるのは、法的な医薬分業の確立である。

医薬分業が法的に確立されていないわが国では、医薬品に関する患者への薬剤師の十分な説明なしに、医師中心の医療が行われることが日常化している。そうなれば臨床試験の結果を踏まえて医療が行われる前提が崩れることになり、臨床試験そのものが不正の坩堝と化してしまう可能性が大きくなる。臨床の医療の現場で臨床試験の内容がチェックされず、不正が見逃されてしまう可能性が予測されるからである。その一例が〈ディオバン事件〉である。この事件では製薬企業の社員によって臨床試験のデータが丸ごと捏造されたことが明らかにされるまでに多くの時間がかかっていて、その間に製薬企業は不正に莫大な利益を上げている。医薬品を薬剤師がチェックできる医薬分業の確立という課題は、わが国では医療構造の根本的変革を要求すると認識されなければならない。わが国ではそれほど医師の権限が強く医療全体を支配しているのである。これが過剰医療を構成する根本的原因の一つであると考えることができる。

過剰医療の根底にあるもの

(1)産官学医の癒着構造の打破と生命倫理諸原則の法的確立

では具体的に医薬品において過剰医療はどのように構成されてくるのであろうか。まず挙げられるのは、不必要な医薬品が患者に使用されることを許す体制が打破されないで、そのまま維持され続けていることである。それは製薬企業と医師・医学研究者さらには行政をも巻き込んだ利益追求の〈構造的癒着〉による。これは医薬分業が確立されていないことがその一つの要因である。これを打破するには製薬企業と医師・医学研究者および行政との癒着を断ち切って、それぞれが不正の癒着なしで経済的・社会的に適正に存立できる体制を構築する必要があろう。そのためには〈生命倫理の原則〉の確立だけでなく、先に述べたように、適正な法的規制が必要である。ここで要求される倫理は法自身を根底から基礎づけ、法を正当化することができる倫理である。生命倫理はそのことを要求する倫理であって、本来的には法に付随的に並ぶものではなくて、法を要求しその法を基礎づけることができる倫理である。その重要性をわが国では医師・医学研究者も製薬企業（とりわけ新薬開発の中心を構成している薬学研究者）も、そして行政も十分には認識していない。生命倫理の原則に基づいた立法化がなされていないことはわが国の医療にとって致命的と言わざるをえない。癒着構造の中に捕らえられているすべての人は、このことを強く意識すべきであろう。

（2）薬価の適正化の諸条件

次に問われるのは〈薬価〉の問題である。医薬分業が確立されていれば、医師は利益を得るために不要な薬を処方する必要も、薬価を不正につり上げようとする製薬企業に協力することもなくなる。医師の過剰な薬の処方がなくなれば、製薬企業も不正なデータ捏造を行政に報告できなくなり、企業と行政との癒着も終わる。わが国の薬価が適正かそうでないかは薬価の国際比較を歪曲することなく適確に行えば一目瞭然である。フランスのように薬剤師が医師の処方せんを、それが不適確な場合には薬剤師が責任を持って訂正して適切な薬を患者に渡すことができるならば、医師が過剰に薬を処方することはなくなる。さらに薬価の適切な制定には、製薬企業と行政の癒着によって薬価制定のプロセスが明白化されていない現状を打破する必要がある。製薬企業と医師・医学研究者および行政との癒着が法的に明確に打破されない限り、薬価の適正化を実現することは不可能であろう。

医療化社会を超えて

次に問われなければならないのは、なぜ製薬企業—医師—行政の癒着が許されているのかということである。このような癒着は他の領域では法的にも厳しく規制されていて、癒着による不正が医療界におけるように見逃されることは難しい。ここに医療に特定した〈過剰な期待〉があることが認められるであろう。それを可能にしているものこそ社会の〈医療化〉である。これは医療固有の領域を超えて社会全体を医療的概念で捉えて説明し理解することを意味する。その場合、あらゆる逸脱行為は〈病的現象〉とされ、その〈正常化〉を医療的概念を通して実現しようとするのである。そのことが医療固有の領域に跳ね返って医療の過剰化が求められる。病でないものを病と思いなすだけではなく、病ゆえに治療しなければならないと考えてしまい、その方法も医療概念から借りてくることになる。健康増進を目指すことが医療化社会では病の先取りとなって、過剰な予防医療が促進される。この根底にあるのは医療への無条件の信頼すなわち盲信である。そこには先取りされた病への不安があり、その不安から健康への過剰な執着が生じることになる。したがって病を心身合一において理解するとすれば、心的にも身体的にも、病的であるという医学的判断を超えて、際限なく健康であることが求められることになろう。心身の能力を現代医療技術を利用して高める〈エンハンスメント〉もこのような社会の医療化に対応する現象である。心身の能力を高めることが求められるその根底に、理想の心身のあり方を健康と見なして、その理想基準に劣る現在の心身の能力のあり方が病的であるとする意識が、それと自覚することなく働いていると考えることができるからである。そこに決定的に欠けているものが何か、このことが問われなくてはならない。それは過剰医療を惹き起こしている〈医療化社会〉から徹底的に超え出る可能性を問うことである。

おわりに

では、このような医療化社会に欠けているものとは何であろうか。それは病との対峙、すなわち自己の病と真正面から対峙し、最終的に〈自己の死〉をどのように受けとめるべきかという前もっての自覚ではなかろうか。病の意味をしっかりと受けとめることができなければ、自己の死を受容することは不可能である。医療とは本来、患者としての〈他者の死〉を、医療者が自己自身の死としてその根底から受けとめることを出発点としている。そのような患者への無限の愛がなければ本来の医療は成立しない。患者はその医療者の眼差しを心の底から受けとめることによって、医療者に〈応答する〉ことができるのである。日常的医療にあっても、そのような医療者との交流を通して患者は〈自己の死〉を受けとめることができる。言い換えれば、〈病む〉ということは常にそのような〈死との対峙〉を要求するものであるということである。究極的には〈終末期医療〉でこの点が真正面から問われることになる。その終末期医療においては、逆説的ではあるけれども、ひたすら延命を望むのではなくて、自ら自己の死を引き受けることによって、残された生を自己に徹して自覚的に生き切ることが目指されているのである。ここに、自己の死を忘却して過剰の医療を無限に求めることから脱却する可能性を見出すことができるのではなかろうか。

〈参考文献〉

（1）浜六郎『薬害はなぜなくならないか』日本評論社、一九九六
（2）片平洌彦『構造薬害』農山漁村文化協会、一九九四
（3）宝月誠編『薬害の社会学』世界思想社、一九八六
（4）別府宏圀『医者が薬を疑うとき』亜紀書房、二〇〇二

（5）仲村祥一編『社会病理学を学ぶ人のために』世界思想社、一九八六
（6）田口宏昭『病気と医療の社会学』世界思想社、二〇〇一
（7）井上芳保編『健康不安と過剰医療の時代――医療化社会の正体を問う』長崎出版、二〇一二
（8）井上芳保『つくられる病――過剰医療社会と「正常病」』ちくま新書、二〇一四
（9）米山公啓『医学は科学ではない』ちくま新書、二〇〇五
（10）吉松和哉『医者と患者』岩波現代文庫、二〇〇一
（11）米本昌平『バイオポリティクス』中公新書、二〇〇六

武久洋三

「過剰医療」の構造

ベテラン医師がその諸相を描く

利益追求に走る病院経営者と、医療費抑制を図る厚労省とのせめぎ合い、それが過剰医療の歴史だ。

病院数の増加と減少

物事には過剰と不足があります。なかなかちょうどよいという状況は少ないかもしれません。医療にも同じことが言えます。日本は一九四五年に太平洋戦争が終わり、不足どころかまさに何もない状態からリセットされましたが、戦後数年で各地で病院の建設が始まりました。それから約八〇年の間にもの凄い勢いで日本は復興しました。産めよ増やせよの時代から少子高齢化へ、今は人口も減少に転じています。医療も不足から充足へ、そして部分的には過剰へと変化しています。その間の医療そのものの発展、技術の進歩は目を見張るものがあり、国民の平均寿命の伸展がそれを実証しています。

戦後復興から病院の数はどんどん増えました。当時の医療水準や提供バランスは分かりませんが、次第に病院病床は過剰であると判断されるようになり、一九八五年に地域医療計画が制定されました。地域によって必要病床数を定め、その時点でそれ以上の病床数であった地域には、その後の病院病床の増床は絶対に認められないことになりました。しかし、法律の制定から施行まで二年間の猶予があったため、その間にも増床は止まらず、より過剰と言われる状態になったのです。当時は現在のような高齢化社会になるなんて、ほとんどの人は考えていなかったでしょう。

そして一九八〇年代には、戦後すぐに建て出した病院が古くなって建て直しが始まり、さらに病院経営者の世代交替も起こりました。そして今四〇年前後経ち、そろそろ病院の建て替えをしなければならなくなりました。多くの病院が建築費の高騰もあり、予算が十分にありません。病院はまさに大きな転機を迎えているのです。最近は近隣の設立母体の異なる病院の二つか三つの病院に声をかけて合わせて一つの病院とする傾向が強まっていきます。現在では病院の数はどんどん減っていっています。二〇〇〇年に介護保険制度が始まり、特養と老健の数も増え、その他の小規模な居住系施設も増加したことにより、それまで一部の病院病床における寝たきり患者の収容所的機能が介護施設へシフトしていったのです。

病院とは、患者を治療して自宅に帰す、ということが本来の機能ですが、患者の高齢化に伴って、なかなか自宅へ軽快退院する患者が多いとは言えません。市中の多くの病院が「自院は急性期病院だ」と主張し、看護師の数さえ多ければ急性期病院だ、という誤った考えが拡がっていました。しかし二〇二二年には、厚生労働省（以下、厚労省）が急性期病院とはどういう機能を持つものか、ということで、看護師の数だけでなく、救急車の受け入れ数や手術件数などの機能を重視し、「急性期充実体制加算」や「総合入院体制加算」の改定を実施しました。

過剰医療への経緯

さて、日本の医療保険制度は、一九二二年に（旧）健康保険法が始まり、一九三八年に（旧）国民健康保険法が始まりました。その後、戦争で混乱しましたが、戦後一九五八年に新しく国民健康保険法が制定され、一九六一年には国民皆保険になりました。そして患者の自己負担は一割から二割、三割と増えていきましたが、一九七三年には七〇歳以上の高齢者については医療費の自己負担ゼロとなりました。まさにこの頃から不適切な過剰医療が始まったと言っても過言ではありません。

医療費がいくらかかろうと患者本人は無料なんだからということで、老人医療費が高騰してきました。病院は病床を埋めるため、入院加療の必要がなくても入院させたり、もう必要ないのに長く入院させたりする「社会的入院」が各地で相次ぎ、しまいに悪徳病院による患者の寝かせきり、薬漬け、検査漬けが問題視され、告発・批判も出てきました。だから慢性期の病院では寝たきり患者収容病院的なところも多かったのです。しかし、今では病院は在院日数が短い方が評価されています。この時代には高齢者の看取りなんていう考えはほとんどなく、過剰と言われる医療が横行していました。

過剰な薬剤投与も過剰医療の一つと言えるでしょう。ひと昔前に比べると、薬剤メーカーがどんどん大きくなり、数も増えてきました。いわゆるメーカー企業だけでなく、後発医薬品を取り扱うジェネリック企業が急増してきました。近年、診療後の処方薬は五剤までが適正だと言われていますが、医療での医師の処方権を抑制するわけにもいかず、いま

図1

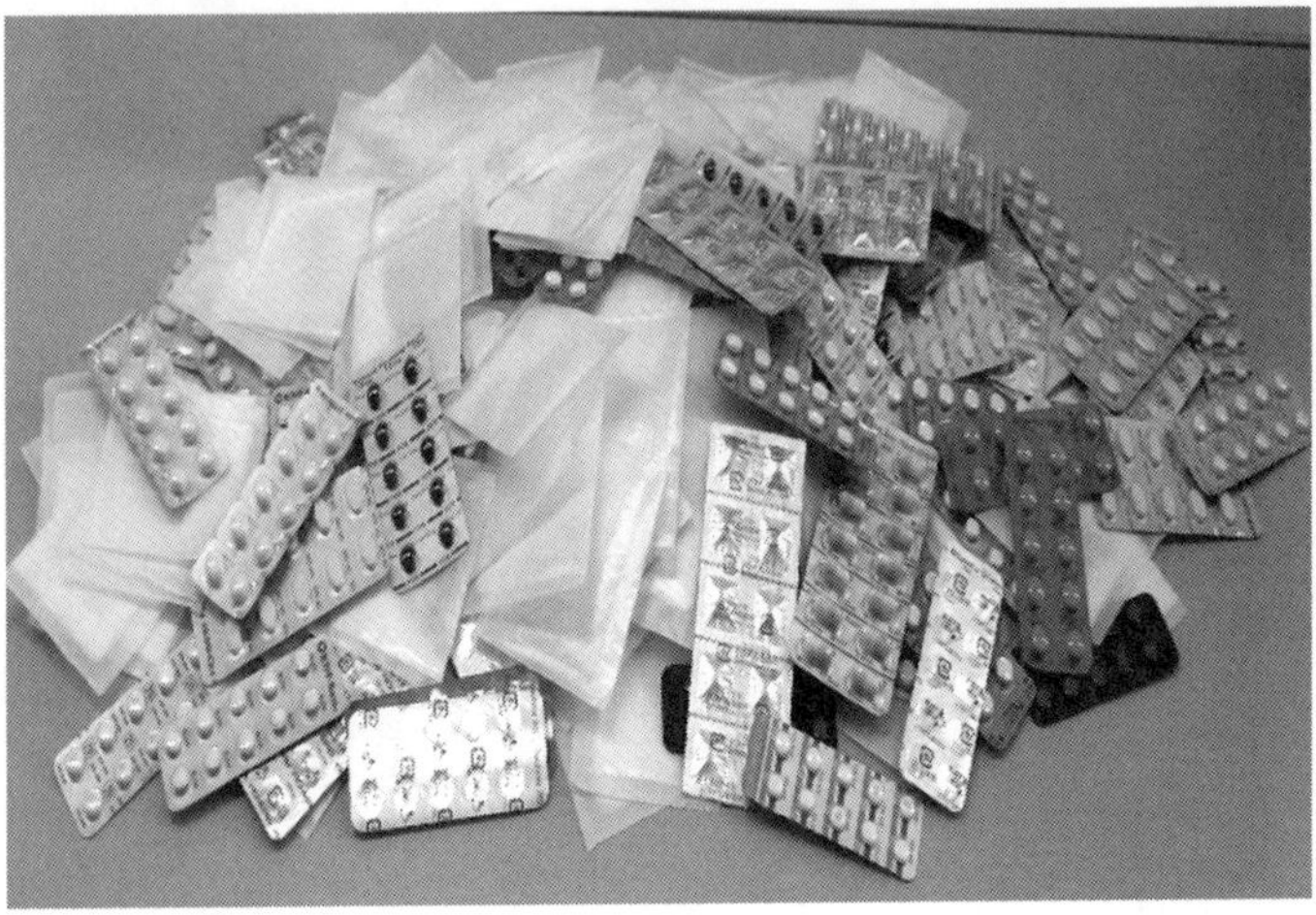

だに多くの薬が処方されています。患者が症状をいろいろと訴えると、それに対してどんどん薬を出せば効果がある一方で副作用も拡大し、患者にとって良い状態にはならないことが多いのです。医師にとっては、「薬価差益（薬価と仕入れ価格の差によって生じる利益）」というおいしい利益に群がったというと言いすぎかも分かりませんが、当たらずとも遠からずでしょう。図1は、その当時のある患者に出されていた薬ですが、その多さにびっくりするばかりです。

高齢者への薬剤過剰投与

こうして改めて過剰医療について考えてみ

ると、ある意味、過剰医療とはマインドの低い、何よりも利益追求を第一とする悪徳病院経営者によるものであり、そしてそれを是正するために厚労省がさまざまな診療報酬制度を構築し、戦い続けているように感じます。診療報酬とは、一つ一つの医療行為に対し、それぞれ点数が定められており、さすがに利益のためにその患者に全く必要ない医療行為を行うことは考えられません。従って、利益追求第一主義の悪徳病院経営者は、薬価差益で利益を上げていたのです。

これに対し、厚労省もいろいろな対策を講じています。例えば、医師の処方権には触れず、先発医薬品からジェネリック医薬品への置き換えを推奨し、さらに全処方の八〇%をジェネリック医薬品へとするようにしました。それまでのジェネリック医薬品の薬価は、先発医薬品の一〇%程度でしたが、徐々に上がってきました。主に外来に多くの薬を出していたのを抑制するために調剤薬局を用いての院外処方に移行させています。今は調剤薬局に処方箋を持ってきた患者に「ジェネリック医薬品でよいか?」とまで言わせています。

薬剤の問題で忘れてならないのは、薬剤製造メーカーは小児用の薬剤は製造しているものの、高齢者用の薬剤は製造していないことです。高齢者は成人に比べて体力、臓器機能ともに半分近くの人もいます。そこで錠剤など成人向けの用量の半分を処方したくても、以前は錠剤も二分割できる剤型だったのが、最近では二分割できない錠剤が多くなっています。従って、現場では仕方なく過剰の薬品を患者に投与してしまっていて、意図的な薬剤メーカーによる一般の人に認識されない実質的過剰投与になっている場合もあります。

厚労省の数々の対策

さて、医療技術は日進月歩の勢いで進歩し、多くの国民が救われています。しかしながら一方で、一部の病院では心筋梗塞に対して余分な検査や処置が行われていることも知られており、高度医療を提供する医療現場において、学会や論文発表用のデータ収集のための過剰医療も指摘されています。また、効果が確実でない高い薬価の新薬を、藁をもつかむ思いの患者に対して服用を勧めることも過剰と言えば過剰でしょう。必ずしも効果が確実でない頻回の手術や検査も問題です。確かに過剰と思われる医療でも患者が治りさえすれば、それなりに評価されることも多いですが、適正かどうかの判断は誰もできていません。

リハビリテーション（以下、リハビリ）分野でも、過剰というか、その効果が問われずに収入を得ていることも問題視されています。入院患者におけるリハビリは、リハビリ療法士と患者が一対一で二〇分間のリハビリを実施した場合のみ、診療報酬の算定が認められますが、効率よく安全にリハビリを行うために、ベッドに寝かせたままで数時間マッサージをするといった、とても改善が見込めない方法で実施し、報酬を得ているといった実態があります。また、患者は自分で食べられるようになりたい、自分でトイレに行けるようになりたいと望んでいるのに、病院側は「関節可動域改善」や「筋力トレーニング」しかしていなかったり、一部の治りにくい重症患者などを忌避していることなどは、別の意味の不適切医療とも言われています。

厚労省は、リハビリによってどのくらい患者が良くなったかをチェックしようということで、二〇一六年度から回復期リハビリ病棟においてＦＩＭ（Functional Independence Measure）という評価法を用いて、患者の入棟時および退棟時の点数の差（以下、ＦＩＭ利得）を出し、リハビリによる機能の改善度をチェックすることが義務付けられました。しかし厚労省が出した資料（図2）では、ＦＩＭ利得が義務付けられた二〇一六年度から入棟時のＦＩＭの平均値が低く評価されていることが示されたのです。そうなんです。今の

図2　入棟時・退棟時FIMの年次推移

○　入棟時・退棟時FIM（運動・認知合計の平均値）及びFIM（運動・認知合計の平均値）の変化の年次推移は以下のとおり。
○　平成28年度以降、入棟時FIMが経年で低下する傾向がみられている。

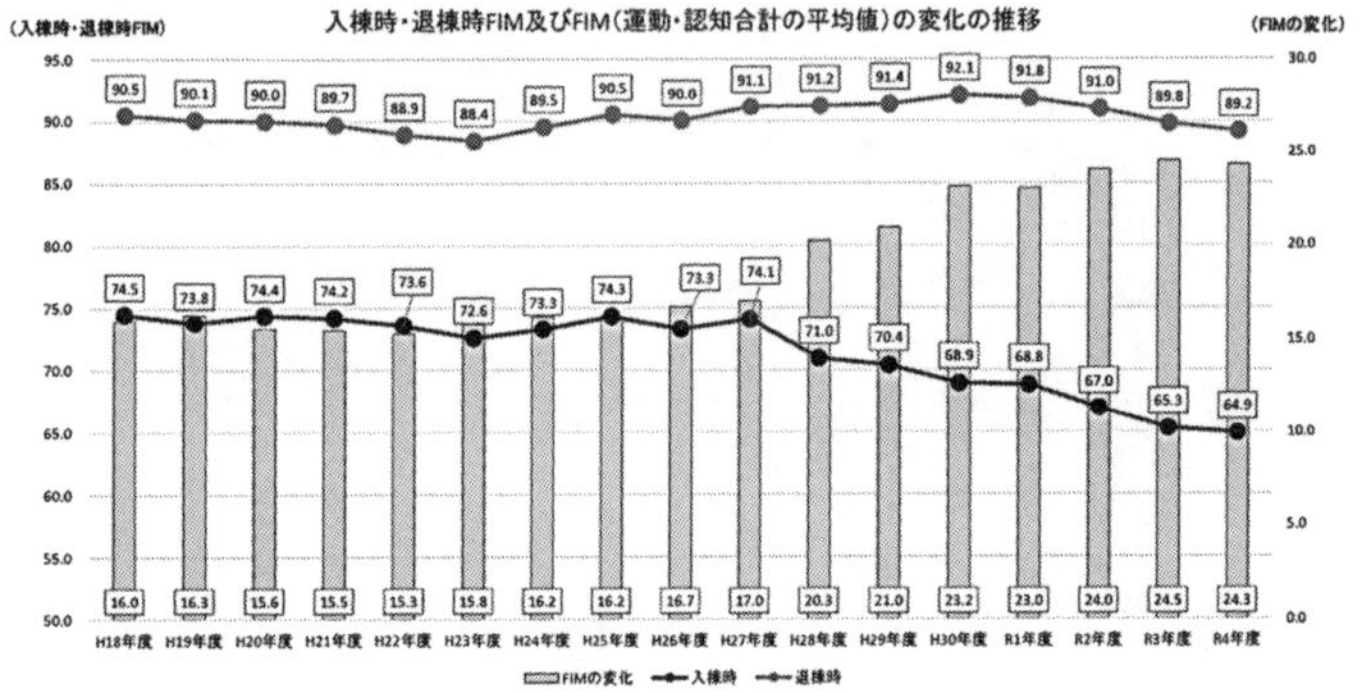

出典：一般社団法人回復期リハビリテーション協会より提供（2022年度「回復期リハビリテーション病棟の現状と課題に関する調査報告書」）

機能は誰が見ても分かりますから、数か月前の入棟時の評価を意図的に下げることでＦＩＭ利得（機能改善度）を大きく誤魔化しているという疑いを厚労省が持っているぞという意味でこの資料を出しているのです。本当にいろんな治療行為での厚労省とのせめぎ合いは、可笑しくもあります。

急性期でのＤＰＣ（Diagnosis Procedure Combination）の条件の不確かさや山ほどある加算条件もあまりにも多くの基準を各病院に対してチェックするわけにもいかない現状をいいことに、加算条件を十分クリアしないままに申請算定しているとしたら、やはり明らかな過剰医療でしょう。このように、厚労省は病院の多くは不誠実なところがあり、真面目でパンクチュアルな病院の方が少ないとみているのでしょう。どんどん増大する医療費に対して、厚労省がシャカリキになって次から次へと策を繰り出しています。「はしご受診」も過剰医療でしょう。「はしご受診」することで二度も三度も同じ検査をしてしまうという過剰です。厚労省が紹介状を持たない患者の急性期病院への受診をしないようにして下さい、と言うだけで、「はしご受診」は確かに減っています。これに「かかりつけ医」制度が普遍化すれば、さらに効率化されるでしょう。

医療と介護への囲い込み

一方、介護保険の方はというと、高齢者の急増と要介護者の重度化という現状を捉えて囲い込みという手法を使って収益を上げているのです。病院は急性期病院だけでなく、回復期や地域包括期、慢性期と多機能な病院が地域で増えてきています。二〇一四年に始まった地域包括ケア病棟は、まさに高齢者専用病棟として、救急からリハビリまでを担当しています。治りの悪い高齢者は地域包括ケア病棟、回復期リハビリ病棟で改善しなければ、医療区分という制度の慢性期病棟での治療となります。これらの病院は介護保険施設や通所・訪問などの介護サービスを併設していて、患者は医療と介護の間を行ったり来たりしています。このように医療と介護の囲い込みが行われています。このようにしながらターミナルを迎えるというのです。

しかし、そういう仕組みでなければ、高齢者医療は成立しないという現状です。一方で、「九〇歳になればみんな看取りをせよ！」とも言えないし、千玄室さんのように一〇〇歳を超えても矍鑠として、いまだに海外へも指導に行っているという人もいますから難しいでしょう。意識もなく人工的に生かされているような人は自然と認められるでしょう。

介護保険では、一部の事業者は介護保険の隘路を探り、社会福祉法人でなくても可能な施設として有料老人ホームを拡大していっているのです。それは特養などの公的介護施設の整備が高齢者の急増に追いつけないことを逆手にとって、元気なうちから豪華な建物を建てて、男性が早死にして一人暮らしの女性の不安感に付け込んで高額な費用の必要なシステムとし、その代わり終の棲家として保証するという安心感を与えて比較的裕福な集団をどんどん誘い込んでいます。別にいいのですが、残念なことに病気になっても要介護者になっても、自社の介護サービスを利用させ、近隣のクリニックの医師をうまく使い、往診をさせ、よほど大きな病変でない限りは囲い込んだ施設の中で対応しています。リハビリも十分に行われておりません。これからは、医療だけでなく、過剰介護も問題になってゆくでしょう。

ビッグモーター然り、秋本事件然り、特に医療・介護に限らなくても人間の欲は限りなく、そのことをある程度、前提に世の中は出来上がっていて、その状態が続いてゆくのでしょう。我々は誠実に患者に向き合って患者にとって良いことをきちんと提供し、有意義に余生を楽しく送ってもらうように努力しなければいけません。

著者略歴一覧

森田洋之（もりた・ひろゆき）
一九七一年横浜生まれ。一橋大学経済学部卒業後、医師に。北海道夕張市立診療所所長を経て、鹿児島県南九州市川辺町でひらやまのクリニックを開業。日本内科学会認定内科医、日本プライマリ・ケア連合学会指導医。前鹿児島県参与。一五年、『破綻からの奇蹟いま夕張市民から学ぶこと』を出版（日本医学ジャーナリスト協会優秀賞受賞）。著書に『日本の医療の不都合な真実 コロナ禍で見えた「世界最高レベルの医療」の裏側』『うらやましい孤独死 自分はどう死ぬ？ 家族をどう看取る？』『人は家畜になっても生き残る道を選ぶのか？』など。

大脇幸志郎（おおわき・こうしろう）
医師・翻訳者。一九八三年大阪府生まれ。東京大学医学部卒業。出版社勤務、医療情報サイトのニュース編集長を経て医師に。首都圏のクリニックで高齢者の訪問診療業務に携わる。著書に『「健康」から生活をまもる 最新医学と12の迷信』『医者にまかせてはいけない』『運動・減塩はいますぐやめるに限る！』、訳書に『健康禍 人間的医学の終焉と強制的健康主義の台頭』（ペトル・シュクラバーネク著）『悪いがん治療 誤った政策とエビデンスがどのようにがん患者を痛めつけるか』（ヴィナイヤク・プラサード著）『ホノルル ペストの火 一九〇〇年チャイナタウン炎上事件』（ジェイムズ・C・モア著）。

藤井 聡（ふじい・さとし）
一九六八年奈良県生まれ。京都大学卒業。同大学助教授、東京工業大学教授などを経て、京都大学大学院教授。京都大学レジリエンス実践ユニット長、二〇一二年から二〇一八年までの安倍内閣・内閣官房参与を務める。専門は公共政策論。文部科学大臣表彰など受賞多数。著書に『大衆社会の処方箋』『〈凡庸〉という悪魔』『プラグマティズムの作法』『維新・改革の正体』『強靭化の思想』『プライマリーバランス亡国論』など多数。共著に『デモクラシーの毒』『ブラック・デモクラシー』『国土学』など。「表現者塾」出身。「表現者クライテリオン」編集長。

宮沢孝幸（みやざわ・たかゆき）
一九九三年、東京大学大学院農学系研究科博士課程修了（短縮）、博士（獣医学）。グラスゴー大学博士研究員、東京大学助手、ユニバーシティ・カレッジ・ロンドン客員研究員、大阪大学微生物病研究所助手、帯広畜産大学助教授を経て、〇五年より京都大学ウイルス研究所助教授、一六年より京都大学ウイルス・再生医科学研究所（現・医生物学研究所）准教授。専門は獣医ウイルス学、レトロウイルス学、内在性レトロウイルス学。著書に『京大 おどろきのウイルス学講義』『ウイルス学者の責任』『ウイルス学者の絶望』『なぜ私たちは存在するのか ウイルスがつなぐ生物の世界』など。

浜崎洋介（はまさき・ようすけ）
一九七八年埼玉生まれ。日本大学芸術学部卒業、東京工業大学大学院社会理工学研究科価値システム専攻博士課程修了、博士（学術）。文芸批評家、京都大学大学院特定准教授。著書に『福田恆存思想の〈かたち〉イロニー・演戯・言葉』『反戦後論』『三島由紀夫 なぜ、死んでみせねばならなかったのか』『小林秀雄の「人生」論』（山本七平賞奨励賞）。共著に『西部邁 最後の思索「日本人とは、そも何者ぞ」』など。編著に福田恆存アンソロジー三部作『保守とは何か』『国家とは何か』『人間とは何か』。近著に『ぼんやりとした不安の近代日本』（ビジネス社）。

井上芳保（いのうえ・よしやす）
一九五六年北海道生まれ。社会学者。知識社会学・社会意識論専攻。東京学芸大学大学院教育学研究科修士課程修了。現在、小樽商科大学非常勤講師、社会臨床研究会共同代表。過去に札幌学院大

学教授、北海道教育大学・筑波大学兼任講師、日本社会臨床学会運営委員等を歴任。単著に『つくられる病 過剰医療社会と「正常病」』（ちくま新書）、『犠牲になる少女たち 子宮頸がんワクチン接種被害の闇を追う』（現代書館）、『鬼滅の社会学 家族愛・武士道から〈俠の精神〉の復権まで』（筑摩選書）、編著に『「心のケア」を再考する』（現代書館）など。

美馬達哉（みま・たつや）

立命館大学先端総合学術研究科教授／脳神経内科医師。一九六六年大阪府生まれ。京都大学医学部卒業、博士（医学）。京都大学医学研究科准教授を経て現職。脳神経内科の臨床と医療や生きることに関わる人文学的研究と神経科学研究を行っている。著書に『〈病〉のスペクタクル』（人文書院、二〇〇七年）、『脳のエシックス』（人文書院、二〇一〇年）、『リスク化される身体』（青土社、二〇一二年）、『生を治める術としての近代医療』（現代書館、二〇一五年）、『感染症社会』（人文書院、二〇二〇年）。

冨永晃輝（とみなが・こうき）

一九九五年生まれ。二〇二〇年、九州大学医学部卒業。医師（後期研修医、都内病院勤務）。NPO法人ヒトの教育の会理事。

木村盛世（きむら・もりよ）

医師・作家。一般社団法人パブリックヘルス協議会代表理事。筑波大学医学群卒業。ジョンズ・ホプキンズ大学公衆衛生大学院修了。米国CDC多施設研究コーディネイター等を経て厚生労働省入省。一五年より現職。著書に、『厚生労働省崩壊『天然痘テロ』に日本が襲われる日』（講談社）、『厚労省と新型インフルエンザ』（講談社現代新書）、『誰も書けない『コロナ対策』のA級戦犯』（宝島社新書）、『わるい医者から命を守る65の知恵』（ビジネス社）などがある。「ヒデキとモリヨのお悩み相談」、「もりちゃんねる。」でYouTube配信中。

松島哲久（まつしま・あきひさ）
一九四八年鳥取県生まれ。京都大学文学部哲学科卒業。京都大学大学院文学研究科博士課程修得。修士（文学）。浜松衛生短期大学助教授（倫理学）を経て、大阪薬科大学准教授・教授（哲学・生命倫理学）を歴任。現在、大阪医科薬科大学名誉教授。専門は現代フランス哲学、医療・生命倫理学、環境倫理学。共編著に『薬学生のための医療倫理』『医学生のための生命倫理』『教養としての生命倫理』『いまを生きるための倫理学』（以上、丸善出版）、共訳書にジャン＝リュク・プチ『労働の現象学』（法政大学出版局）など。

武久洋三（たけひさ・ようぞう）
一九四二年徳島県生まれ。六六年、岐阜県立医科大学卒業。七一年、徳島大学大学院医学研究科修了。八四年、博愛記念病院開設。〇八年から二二年六月まで日本慢性期医療協会会長（現在は名誉会長）。日本病院団体協議会議長、厚生労働省医療保険部会委員、介護給付費分科会委員など多くの公職を歴任。現在、病院・介護施設などを運営する「平成医療福祉グループ」の会長を務める。専門は内科・リハビリテーション科・老年医学。著書に『令和時代の医療・介護を考える』『こうすれば日本の医療費を半減できる』ほか多数。

「過剰医療」の構造

2024年2月11日　　　　　　第1刷発行

編著者　藤井 聡
発行者　唐津 隆
発行所　株式会社ビジネス社
〒162-0805　東京都新宿区矢来町114番地 神楽坂高橋ビル5F
電話　03(5227)1602　FAX　03(5227)1603
https://www.business-sha.co.jp

〈装幀〉中村聡
〈本文組版〉有限会社メディアネット
〈印刷・製本〉中央精版印刷株式会社
〈編集協力〉町田幸美
〈営業担当〉山口健志
〈編集担当〉中澤直樹

ISBN978-4-8284-2601-3